U0208600

不留遗憾

协和专家
教你吃出好孕

李宁 编著

中国轻工业出版社

图书在版编目（CIP）数据

不留遗憾协和专家教你吃出好孕 / 李宁编著 . 一北京：
中国轻工业出版社，2018.8

ISBN 978-7-5184-1816-9

Ⅰ . ①不… Ⅱ . ①李… Ⅲ . ①孕妇－营养卫生 Ⅳ .
① R153.1

中国版本图书馆 CIP 数据核字（2018）第 006821 号

责任编辑：侯满茹

策划编辑：翟 燕 侯满茹 责任终审：劳国强 封面设计：奇文云海

版式设计：悦然文化 责任校对：李 靖 责任监印：张京华

出版发行：中国轻工业出版社（北京东长安街 6 号，邮编：100740）

印 刷：北京瑞禾彩色印刷有限公司

经 销：各地新华书店

版 次：2018 年 8 月第 1 版第 1 次印刷

开 本：720×1000 1/16 印张：15

字 数：280 千字

书 号：ISBN 978-7-5184-1816-9 定价：49.80 元

邮购电话：010-65241695

发行电话：010-85119835 传真：85113293

网 址：http://www.chlip.com.cn

Email：club@chlip.com.cn

如发现图书残缺请与我社邮购联系调换

170161S3X101ZBW

每位孕妈妈都想拥有一个完美无憾的孕期，有些事情不是做不到，只是因为事先不了解、不清楚、不明白，才留下遗憾。多吸取过来人的经验，多听听专家的指导，把功课做足，就不会因为大意或认知误区而留下遗憾了。

著名的多哈理论告诉我们，孕妇的营养状况不仅影响孩子出生时的健康指标，而且会影响孩子一生的健康。从母体妊娠到孩子出生后两年，是通过营养干预降低慢性病发病风险的窗口期。所以我们说，孕期健康，短期来看，有助于你生一个健康聪明的宝宝；从长远来看，还关系孩子成年后的健康——从胎儿期开始构建孩子健康的体质，减少孩子成年后发生慢性病的风险。

对于妊娠糖尿病、妊娠高血压、孕期重度贫血、产后出血等这些发生率很高的妊娠并发症，预防是最有效的手段。其中，最关键的预防手段就是合理的饮食。

做好营养管理其实就是在预防疾病，有助于你得到一个好宝宝。孕期营养一定要均衡，各种营养都要有所涉及，包括粗细搭配、荤素搭配等，所含营养素齐全，比例适当，才能满足孕妈妈自身的营养需求和胎儿生长发育的营养需要。

健康的生活不仅带给你孕期平安，将其应用到产后乃至今后的生活中，都会让你受益，让孩子受益，让全家受益。放松心态、健康饮食、规律作息、按时产检，相信胎宝宝一定会健康地陪你走过这"合体"的日子，完美降生到你的身边。

我是此书的编辑，也是一位2岁女孩的妈妈。有一点遗憾的就是，我是在经历了"怀胎十月，初当妈妈的慌乱"这个过程之后才看到这本书稿的。书稿中这些很实用的知识对我来说已经"过时"了，真是很遗憾。不过没关系，希望更多正在怀孕或者准备怀孕的准爸妈们可以看到这本书，不要在孕期营养方面留下遗憾！

为什么要以"不留遗憾"这个主题来策划这套图书？因为如我一样有很多"过来人"在怀孕期间及刚刚当父母之时没有接触科学、实用的孕产育儿知识，留下这样那样的遗憾。当了妈妈之后，会对孕妇以及初为父母们的心情特别能感同身受，非常想把自己的经验教训分享给"后来人"。于是，就有了我们这套"孕产育儿不留遗憾"系列图书，真心希望能让准爸妈及新手爸妈们少留遗憾。

在策划这套书的过程中，我们通过多种方式收集了大量"过来人"在怀孕、育儿方面留下的各种遗憾，还搜索了众多准爸妈和新手爸妈们想要了解的问题。针对这些调查，我们做了层层筛选，呈现在您面前的这些遗憾和关注点都是准爸妈和新手爸妈最关心的。我们联系了知名的妇产科专家、营养专家、儿科专家对这些大家非常关注的遗憾和问题进行了系统的回答、整理。在策划编辑这套图书时，我还参加了"北京协和医院孕期营养学习"，希望给读者朋友带来详细、靠谱又实用性很强的内容。同时我自己也是一名妈妈，对准妈妈或新妈妈的很多问题都非常有共鸣，在编辑的时候格外用心、用情，特别不想让你们再留遗憾了！

最后衷心祝愿小宝贝们都能健康成长！

侯满茹

目录
CONTENTS

美好的十月怀胎，让遗憾走开

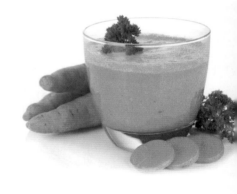

平安怀、顺利生，合理增重不留遗憾

Part 1

Part 2 补对营养养好胎，孕期舒适不留遗憾

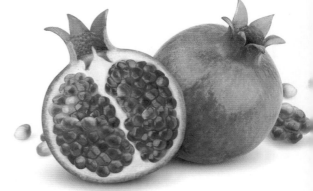

Part 3 孕早期（孕1～3月）不留遗憾营养方案

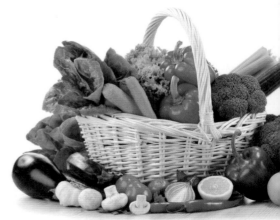

孕中期（孕4~7月）不留遗憾营养方案

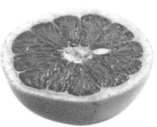

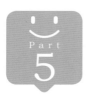

孕晚期（孕 8 ~ 10 月）
不留遗憾营养方案

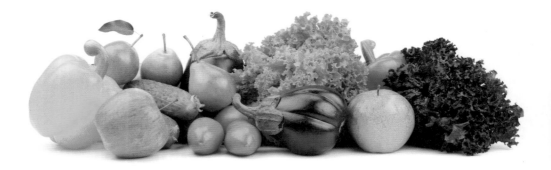

与营养相关的孕期不适及并发症调理

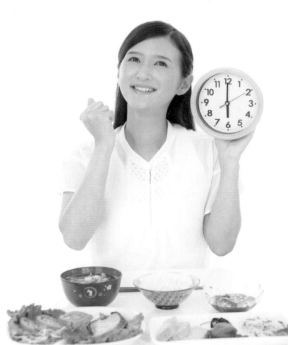

美好的十月怀胎，让遗憾走开

不该留下遗憾的事儿

 怀孕时喝了酒
好遗憾呀

宝妈：我知道自己怀孕的时候已经 4 周多了。在那 4 周中我参加了朋友的婚礼，还喝了酒，虽然喝的不多，但我还是很后悔，整个孕期都担心会不会因此造成不好的结果。虽然宝宝最终顺顺利利降生了，现在看来也很健康，但每想起孕期喝酒这事，我还是很难释怀。

 要重视产检
不留遗憾

李大夫：怀孕了不应该喝酒，酒精可能通过血液进入胎盘，导致胎儿发育缓慢，甚至畸形、智力低下。但如果在不知道怀孕的情况下喝了酒，那必须跟产检医生讲明情况，并告知饮酒量、饮酒时间等，让医生综合估量，以便于有针对性安排必要的检查。其实这类事件并不少见，也提醒备孕的夫妇，有怀孕打算了就要戒除烟酒，以免留下遗憾。

孕期没有拍写真

好遗憾呀

宝妈： 怀孕早期肚子看不出来，中期孕吐不断，到孕晚期的时候又因为体重长得太多整个人好臃肿，动作也笨，因此自己心情不好，索性就放弃拍一套孕期写真的想法了。现在想想有点后悔，虽然胖了很多，也应该拍一套。

提前定好拍摄计划

不留遗憾

李大夫： 怀孕是女人一辈子的大事，尤其对于只打算生一胎的家庭来说，如果你很想留一份纪念，可以在 30 ~ 36 周的时候拍摄一套孕期写真。这时肚型比较好，又不会很笨重，拍摄效果最佳。

孕期感冒不吃药
导致鼻炎

好遗憾呀

宝妈： 我怀孕的时候，很排斥吃药打针，生病都是硬撑。最严重的是怀孕 6 个月的时候得了重感冒，流鼻涕、咳嗽拖了差不多一个月才好，最后落下了鼻炎的毛病。

遵医嘱，该吃药吃药

不留遗憾

李大夫： 普通感冒一般一周可自愈；流行性感冒相对来说比较严重，有时需要药物辅助。不管何种感冒，都要多喝水、多休息，病情轻的时候尽量不吃药，但当病情严重时要遵医嘱用药。

没能顺产

好遗憾呀

宝妈： 我从知道怀孕开始就很坚定要顺产，平时也注意做孕期运动，可是孕 38 周的时候，突然感觉胎动异常，紧急入院，检查后说是脐带绕颈导致胎儿缺氧、宫内窘迫，所以无奈剖宫产。手术很顺利，喜获一个 7 斤①3 两的男宝宝。可心里总觉得不是滋味，肚子上留下了一道疤痕。

① 斤，质量或重量单位。1 斤 =10 两 =500 克。

能否顺产听医生建议

不留遗憾

李大夫： 顺产有很多好处，我们极力鼓励孕妈妈们能顺产则顺产。但有些特殊情况不能顺产，比如胎盘早剥、脐带绕颈三周以上、羊水过少等，医生会建议剖宫产。为了确保母子平安，最后顺产也好，剖宫产也好，只要是当下最适合自己的分娩方式就是最好的。

减少担心，避免那些不可逆的遗憾

不让生命留下遗憾

怀胎十月，孕妈妈的心情、饮食、运动情况，以及产检情况等都跟自身和胎宝宝的发育息息相关。保持好的心情、合理的饮食和适当的运动，按时产检、坚持胎教等，有利于妈妈健康，顺利度过人生"非常十月"，更有助于生出健康宝宝。

虽然有的遗憾并不会造成严重的后果或不好的影响，但孕妈妈提前了解，就能拥有更多的主动权。不得不说，有的遗憾是不可逆的，比如孕期营养过剩或者缺乏，不仅导致妊娠期母体易患并发症，如妊娠糖尿病、妊娠高血压、贫血等的发生，还与不良的妊娠结局有关，比如出现孩子神经管畸形、巨大儿、胎儿生长受限等情况，会让人抱憾终生。

事实证明，如果孕妈妈能在备孕阶段以及整个孕期都关注身体状态，可以大大减少不好妊娠结局的发生。所以我们说，不让孕妈妈留遗憾，其实更大的意义是不让生命留下遗憾。

创造最好的子宫环境，给宝宝最好的营养

怀胎十月，胎宝宝从一个小小的受精卵长到出生前3000～3500克，所需要的营养都是妈妈给的。随时了解宝宝的发育情况并予以调整，才能给宝宝创造更舒适的子宫环境，更有利于胎宝宝成长。孕期打好营养基础，妈妈还为宝宝出生做产乳准备。而且事实证明，宝宝出生后乃至成年的健康状况，与在母体内的这280天密切相关：胎儿期的营养摄入合理、均衡，可以降低孩子成年后罹患肥胖、糖尿病等慢性病的发生危险。

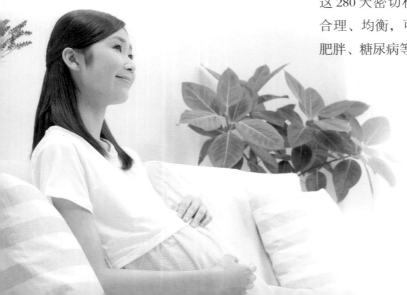

孕期饮食是头等大事，提前了解能做得更好

怀孕对于一个女人，甚至一个家庭来说，都非常重要。孕期营养非常关键，在很大程度上会影响母子双方的健康。

孕期的营养变化

孕期营养是指胎儿的宫内阶段，胎儿从一个小小的受精卵长成足月儿，所需的全部营养都从母体获得。孕妈妈自身乳腺和子宫发生变化，分娩后乳汁的分泌等，也都需要充足的营养储备。但孕期营养的变化，并不是营养素的种类有所增加或减少，而是主要体现在摄入量的变化上，整体的营养需求量都较孕前有所增加。

营养不过剩不缺乏才最好

宫内营养好是指营养不过剩、不缺乏，孕妈妈体重增长合理，没有妊娠并发症，胎宝宝到出生时体重达到 3000 ~ 3500 克，身体和智力发育正常。

孕期营养不合理会增加母体并发症的发生，如妊娠高血压、妊娠糖尿病等，严重的会引起流产；对胎儿也有影响，畸形、智力损伤和体格发育迟缓等，而且有些缺陷是后天无法弥补的。因此，不论是普通孕妇，还是肥胖的、高龄的高危孕妇，都应该重视孕期营养。

管好孕期营养，收获健康宝宝

孕期能量营养状况评估的方法

1. 膳食摄入量评估。
2. 根据体重、体型评估。
3. 做生化检查，包括血尿酮体、血糖、血脂、蛋白质。

孕期饮食整体是讲究平衡，根据不同孕期的特点，给予此时对胎儿发育最有帮助的营养素，并优选最佳食物来源。而不同孕期的特点就是由胎儿发育的不同重点决定的。所有的营养素之间是互相制约的，某一类多了，就会打破平衡，给胎儿的发育带来不良的影响。所以营养不能缺乏，也不要过量，孕妈妈掌握基本的营养常识，了解自己该吃哪些，不该吃哪些，应该吃多少，怎么吃，怎么烹调，如何搭配，从而调整自己的饮食结构，给自己和宝宝最好的营养。

产检是了解健康状况的有效手段

孕妈妈吃得合不合理，胎儿发育得健不健康，可以通过孕期的各项检查来确认。孕妈妈应该积极产检，随时监测自身身体状况和胎儿的发育情况，根据检查结果调整饮食，并配合运动，最大程度保证胎儿健康。

同时，孕妈妈也要关注自身状态，如果有眩晕、血压升高、孕期出血等情况，要重视，这或许是胎宝宝在给你发出的信号。

产检时间	重点检查项目
0～5周：产检	确定怀孕
5～8周：产检	B超确定妊娠囊位置
6～8周：产检	抽血查甲状腺功能；B超看胎儿心跳
11～14周：产检	颈项透明层厚度（NT）
9～16周：第一次正式产检	建立产检档案；做各项基本检查，包括体重、血液、血压、问诊、听胎心
17～20周：第二次正式产检	唐氏筛查，如果唐筛高危，需要做羊水穿刺
21～24周：第三次正式产检	B超大排畸
25～28周：第四次正式产检	妊娠糖尿病筛查
29～32周：第五次正式产检	妊娠高血压综合征筛查
33～34周：第六次正式产检	B超评估胎儿体重，做胎心监护
35～36周：第七次正式产检	阴道拭子、心电图和内检
37周：第八次正式产检	胎心监护、测胎心率，测量骨盆
38～40周：第九次正式产检	临产检查，B超估计胎儿大小和羊水量

不可忽视的孕期心理营养

怀孕40周，孕妈妈的身体会经历很大变化，随之而来的是心理和情绪的变化。有的孕妈妈因为不适应身体变化而长期焦虑、担忧，这对自身和胎儿健康都十分不利，甚至因为这些情绪无法排解而患上了孕产期抑郁症。我们说，要关注身体的营养，也要关注心理健康，孕妈妈的好心情对胎儿健康发育至关重要。

心情好的孕妈妈生下好性格的宝宝

人的情绪变化与内分泌有关，如果孕妈妈在怀孕期间能够保持快乐的心情，身体也会呈现出健康、稳定的状态，对胎儿的生长发育有积极作用。宝宝出生后一般性情平和、情绪稳定，不经常无端哭闹，还能很快地形成规律的生活习惯。一般来讲，这样的宝宝智商、情商指数都比较高。而且，孕妈妈身心健康有利于改善胎盘供血量，促进胎宝宝的身体健康发育。所以，孕妈妈保持好心情对胎儿健康很重要。

孕早期

情绪波动的表现

得知怀孕时又喜悦又激动，而怀孕带来的生活、身体、工作的变化又会感到压力重重，加上孕早期身体不适，对流产的恐惧，担心胎儿是否健康，不免会表现出恐慌。

孕中期

情绪波动的表现

感受到了胎动，跟宝宝有直接的感应，做母亲的责任感油然而生。有的孕妈妈在经历了各种各样的产检后，依然担心胎儿的健康，每天盼望产检又害怕产检，甚至质疑医生。有的是孕妈妈身体出现状况，如患有妊娠期糖尿病等疾病、妊娠合并心脏病等，甚至是轻微感冒都可能引发孕妈妈的焦虑。

孕晚期

情绪波动的表现

主要是来自生产、分娩的压力，急迫又矛盾的心情，尤其是初产妇没有生产经验，又担心自己不能做一个好妈妈，每天都非常焦虑；孕晚期各种不适症状加重，如出现皮肤瘙痒、水肿、睡眠障碍等，也会因此焦虑。

多补充点孕产方面的知识

如果孕妈妈足够了解孕产知识，充分了解未来会发生的各种情况，科学看待，很多导致焦虑的因素是可以消除的。了解孕产知识不要道听途说，而是要通过正规的、专业的渠道去了解，比如参加医院开设的孕妇课等。

多运动有利于身心健康

怀孕后，除非医生说你是高风险孕妈妈，运动对大多数孕妈妈来说不但能有效减轻身体的不适感，还能使你感到愉悦。运动的形式可以根据自己的承受力和适应性来选择，也可以在医生和专业教练的指导下进行。

和老公并肩战斗，并趁机享受二人世界

你的另一半和你共同承担着责任，一起应对角色的转变，让老公也参与到你的孕期中来，一起了解孕期的相关知识和育儿知识，加强老公的责任感，这样你就会觉得不是一个人在战斗。

记住五招
让自己远离焦虑

1
2
3
4
5

多交朋友，特别是孕妈朋友

朋友的支持能舒缓那些与紧张压力有关的神经系统，促进胎宝宝的发育。特别是和同处孕期的朋友交流，因为大家更有共同语言，缓解压力的效果更好。

该治疗时，要积极配合医生进行治疗

这里的治疗包括身体上的病痛，消除了身体的病痛，心理压力才会跟着减轻。同时，也包含着精神上的疾病，如果孕妈妈焦虑、抑郁的情况比较严重，应及时找相关医生做专业辅导。

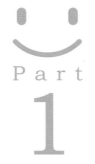

Part
1

平安怀、顺利生，
合理增重不留遗憾

你吃的会对孩子一生造成影响

不该留下
遗憾的事儿

好遗憾呀

上一胎时，营养不良而流产

宝妈： 我是在流产一年后怀上这个宝宝的。孕期小心翼翼，专门看了营养门诊，在营养科医生的帮助下顺利地生下一个健康的女宝宝。之所以小心翼翼，是怀上一胎的时候因见红而卧床养胎，可还是遗憾地流产了。

不留遗憾

生命早期的营养关系妊娠结局

李大夫： 孕期营养不良的近期影响是，流产风险增加，贫血、妊娠高血压风险增加，早产、胎膜早破风险增加，胎儿生长受限以及出生时低体重等。长远影响是孩子成年后的慢性病发病率会升高。所以我们说，孕妈妈健康的身体就是宝宝生长的土壤，土壤肥沃，孩子体质好的可能性就大。

好遗憾呀

孕期挑食，孩子出生后也挑食

宝妈： 我爱吃肉不爱吃菜，怀孕以后也没有纠正过来，碰上肉类就多吃一些，看到蔬菜总是勉强下咽，吃得远远不够推荐量。不知道是不是因为我挑食，孩子现在两岁半了，也明显不爱吃蔬菜，排便不太好，经常便秘。因为自己挑食造成这样的后果，真是太遗憾了。

不留遗憾

妈妈的行为会影响孩子

李大夫： 孕期饮食均衡的孕妈妈，能给胎儿提供更全面丰富的营养，而获得全面营养的胎儿出生后体质会更好。从饮食习惯的角度看，孕妈妈的饮食行为也会潜移默化地传递给孩子，不挑食不偏食的妈妈生一个不挑食不偏食的宝宝的可能性更大。

生命初期 1000 天的起始营养，由你构建

孕期是生命早期 1000 天的起始阶段，这个过程包括宫内 270 天和出生后的 2 年（365 天 +365 天）。从怀孕到孩子 2 岁这个阶段，也称为生命的可塑窗口期。这个时期如果营养不良或者营养过剩，会对组织器官的发育造成不可逆的影响，甚至影响孩子成年后的健康。如果生命初期 1000 天营养不良，后果是不可逆的，但是这是可以预防的。因此，孕妈妈可以说是孩子一生中起始营养的构建者，孕期合理营养，不管是对孕妈妈自身还是对胎宝宝，都至关重要。

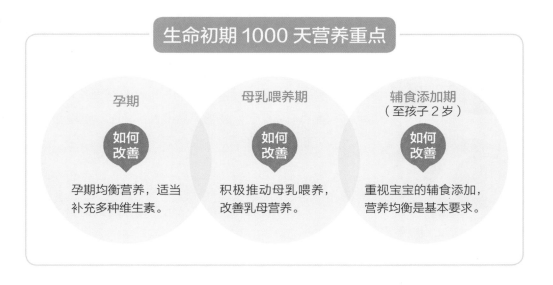

生命初期 1000 天营养重点

孕期
如何改善
孕期均衡营养，适当补充多种维生素。

母乳喂养期
如何改善
积极推动母乳喂养，改善乳母营养。

辅食添加期（至孩子 2 岁）
如何改善
重视宝宝的辅食添加，营养均衡是基本要求。

会吃的妈妈生聪明健康的宝宝

人的神经系统首先在胚胎期发育，大脑皮质的发育主要在妊娠后期和出生后的第一年，所以说孕期和宝宝出生后的第一年都是宝宝大脑发育的关键期。由此可见，孕期营养对宝宝大脑发育非常重要。只要孕期合理而均衡地摄入食物，是可以满足孕妈妈和胎宝宝的营养需求的。

孕期营养不良会导致低出生体重儿增加。低出生体重儿是指出生体重低于 2500克的婴儿。低出生体重儿的围产期和出生后发病率都较正常婴儿高。

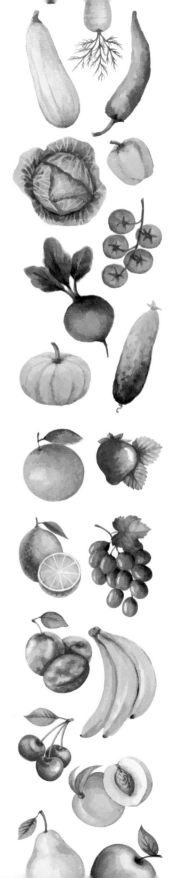

营养足，孕期不适少，产后奶水多，身材恢复快

孕期的营养储备，不仅为了满足孕妈妈自身的身体变化和胎宝宝生长发育，也是为产后哺乳做准备。孕期饮食营养好，产后乳汁的分泌就多，更利于实现纯母乳喂养，对婴幼儿健康十分重要。而要想产后"粮仓"充足，最好的准备是从知道怀孕开始就均衡合理地饮食。

孕期平衡膳食，并保持适宜的体重增长，使得孕妈妈身体有适当的脂肪储备和各种营养储备，有利于产后泌乳。孕期增加的体重中，有 3000 ~ 4000 克是为产后哺乳做准备的。在营养均衡的基础上，注重蛋白质、脂肪以及钙等的摄入，能在一定程度上保证产后乳汁的分泌。

孕妈妈吃错，为宝宝健康埋隐患

孕期营养与孩子成年后患慢性病密切相关。有研究表明，母亲孕早期营养不良，孩子成年后患冠心病、血脂异常、肥胖的概率增加；而孕中期营养不良，孩子成年后患慢性阻塞性肺疾病的概率增高；孕晚期营养不良，孩子成年后糖耐量减低的概率升高。

备孕期就开始调整饮食方式，注意增加新鲜蔬果的摄入，顿顿有蔬菜，天天有水果，少吃或不吃油炸、烟熏食物以及各种甜点、饼干，不喝碳酸饮料，饮食均衡、多样，每种都不过量的孕妈妈，整个孕期不必战战兢兢。而那些孕前有不良饮食习惯的孕妈妈，要放弃那些不良习惯，为了自身和孩子要重建健康的饮食习惯，这种习惯能够通过脐带和胎盘传递给宝宝，宝宝出生后也能受到健康饮食习惯的熏陶，受益终生。

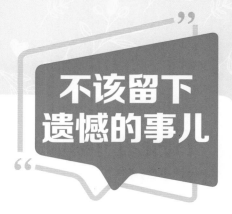

不该留下
遗憾的事儿

想生健康的宝宝，
先成为健康的妈妈

好遗憾呀

没能很好地
执行饮食计划

宝妈：我在孕期因为体重超标，被产检医生推荐到了营养门诊。一直接受营养指导，营养门诊的医生给我制订了适合我身高、体重的营养餐搭配，也告诉我如何灵活替换餐单上的食材。我是上班族，午餐都是在外解决的，所以经常不能按餐单执行。现在想来，如果能执行医生的饮食计划，我和宝宝可能更健康，想想还是有些遗憾。

不留遗憾

对饮食要有
整体的平衡概念

李大夫：营养科的全天膳食食谱推荐是最理想的状态，需要孕妈妈的配合和执行。当执行遇到困难的时候，也可以灵活替换，比如吃不了红豆，就吃绿豆，吃不到瘦肉就多吃点豆腐，或者今天的肉总量吃到了上限，那明天就少吃一点。只要孕妈妈有个整体的均衡概念，可以以 2 天为单位，进行饮食调整，健康状况好的孕妈妈也可以以 1 周为周期整体调配。

好遗憾呀

想吃什么就去吃

宝妈：孕期我没有大量吃不该吃的东西，但也没有严格限制自己的嘴，每当我特想吃一样东西的时候就去吃，炸鸡啊、烤串啊，都没有刻意回避。我觉得你想吃的时候一定是身体缺这个东西了。后来了解了一些孕期营养知识，觉得很遗憾。要是早学习，可能就会避免摄入这些不健康的食物了。

不留遗憾

建立好的饮食行为

李大夫：孕妈妈怀孕后消化系统受到影响，有的时候身体会发出提醒信号，主动补充一些营养素，比如很想吃肉的时候，可能身体需要蛋白质了。但你的身体不会总能准确提醒你该吃什么，不该吃什么，所以建立正确的饮食习惯才是最安全有效的措施。

不挑不偏
才均衡

　　孕妈妈需要的既不是过度摄取热量，也不是偏重某一种营养，而是均衡的营养。营养均衡主要是通过膳食搭配来满足所需的热量和对各种营养素的需求。日常生活中的食物要保证热量和各种营养素含量充足，种类齐全，比例适当，确保供给的营养素与机体的需求量之间保持平衡。

碳水化合物

孕妈妈和胎宝宝最主要的热量来源。

米、面等谷类，各种杂豆、薯类，水果等。

蛋白质

胎儿生命的基础物质，促进胎儿生长发育，供给热量。

鱼、禽、肉、蛋、奶、大豆及其制品等。

脂肪

重要的能量来源，促进脂溶性维生素的吸收，促进胎儿神经系统发育。

植物油、坚果、肉类等。

水

输送营养和代谢废物。

每日应摄入 1500 ~ 1700 毫升水。

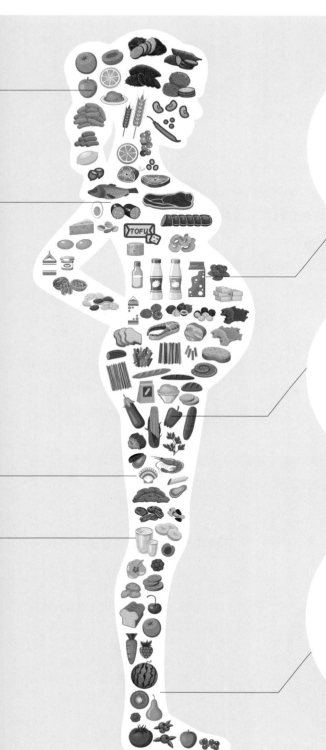

矿物质

构成牙齿、骨骼等组织的重要成分。

钙：奶、奶制品、坚果等。

铁：肉类、动物肝脏等。

碘：碘盐、海产品等。

锌：海产品等。

膳食纤维

促进肠道蠕动，促使肠道健康，软化粪便，预防便秘，还能防止肥胖，降血脂，平稳血糖。

主要存在于粗粮、薯类、蔬菜中。

维生素

人体正常生长发育和维持新陈代谢的必需物质。

维生素 A：动物肝脏等。

维生素 D：海鱼、晒太阳等。

B 族维生素：谷物、豆类等。

维生素 C：新鲜蔬菜、水果等。

彩虹蔬果给你全方位营养

水果和蔬菜经常被一起提起，很多人甚至把它们画等号，它们在营养上虽然有接近的部分，比如都富含维生素、矿物质和植物化学物，但它们的健康使命还是有很大不同的。

蔬菜多多益善，水果却不能

水果中的糖分更高，进食过多会有引发肥胖、糖尿病、血脂异常的风险。蔬菜热量更低，膳食纤维的比例很高，需要控制体重的孕妈妈往往需要增加蔬菜的量。这样可以增强饱腹感，减少其他高热量食物的摄入。

水果要吃，不能用蔬菜代替水果

水果可以补充蔬菜的摄入不足。水果中的有机酸、碳水化合物比新鲜蔬菜多，不能用蔬菜代替水果。而且水果可以直接食用，吃起来很方便，营养成分不受烹调方式的影响。

每天吃多种蔬菜水果，营养才够用

蔬菜种类繁多，每天至少吃 5 种，绿色蔬菜应占一半。每餐都要更换不同种类的蔬菜，尽量每周多选些菜品。很多孕妈妈总是吃自己钟爱的那几种蔬菜，其他蔬菜很少问津。长期下去，很难保证营养均衡，一定要培养自己良好的饮食习惯，不偏食、不挑食，这对均衡营养意义深远。

水果富含维生素 C、碳水化合物、有机酸及各种矿物质，每种水果所含营养成分又各不同，多种蔬菜水果搭配，才能保证摄入比较丰富的营养。

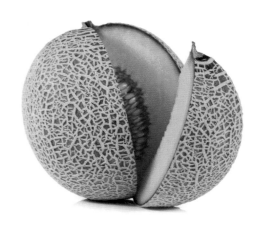

不要用水果制品代替鲜果

从新鲜水果、果干、果脯中进行选择，当然首选新鲜水果。果干、果脯等由新鲜水果脱水而成，膳食纤维、水分和维生素的流失非常严重。如遇出行不方便携带水果时，为了尽量防止水果摄入不足，可以适量选择果干进行补充。果脯经过糖渍而来，糖分含量高，同时，还添加了防腐剂、甜味剂、酸味剂、香精等人工合成的化学物质，应尽量避免食用。

吃肉的正确方式

　　鱼、肉、蛋可提供优质蛋白质，这些食物蛋白质的 8 种必需氨基酸齐备，数量、比例更接近人体需要，人体利用率高。但是这类食物热量高，不可过量摄入，以免增加肥胖和将来生巨大儿的风险。所以对于肉类，既要合理选择，又要合理烹调。

调整肉类比例

　　人们习惯上将肉类分为红肉和白肉，二者的营养各有不同，我们不能只吃某一种而完全拒绝另一种。整体看起来，红肉中饱和脂肪酸偏多，但富含铁、锌等矿物质，并且容易被人体吸收，一定要注意不过量吃，以免对健康不利。

　　对于那些吃肉偏多的孕妈妈，尤其是平时吃猪肉过多的，最好调整，尽量相应减少猪肉，改为鸡、鸭、鱼肉。而不爱吃肉的孕妈妈，不论白肉还是红肉都要适当增加。

如何烹调更软嫩

　　对于一些口感比较硬的肉类，比如牛肉，可以先用肉锤或刀背锤打将纤维破坏，这样吃起来口感会软嫩很多。

不建议吃烧烤肉类

　　孕妈妈最好不吃碳烤的烧烤肉类，因为肉类在烧烤过程中容易产生大量的致癌物，对自身和胎儿健康不利。

不建议吃鱼生[①]或未煮熟的肉

　　怀孕后，孕妈妈的免疫力比平时弱，所以更容易受到感染，而且这种感染会影响宝宝的健康，所以孕妈妈应该避免这些冒险行为。

　　鱼生和未彻底煮熟的肉中可能会残留弓形虫，不建议食用。进食肉类的时候一定要确保彻底熟透，切生肉与切熟肉的案板和刀具要分开。

① 鱼生：又称生鱼片，古称鱼脍、脍或鲙，是以新鲜的鱼贝类切成片，蘸调味食用的食物总称。

不甜不咸，清淡适口

减少添加糖	添加糖是相对于水果等食物中的天然糖来说的，指添加到食品中的单糖（如葡萄糖、果糖）和双糖（如蔗糖、麦芽糖），主要存在于甜饮料、甜点等中。冰糖、白糖、红糖都是蔗糖。过多添加糖是人类健康的杀手，健康的饮食模式要求添加糖大大减量。中国营养学会建议每天添加糖摄入量不超过 50 克
控制用盐量	吃盐过多会导致钠摄入超标，容易导致高血压，增加肾脏负担。根据《中国居民膳食指南（2016）》的建议，成人每天食盐摄入量不超过 6 克
那些容易被忽视的高盐食物	除了食盐以外，很多食物中也潜藏着盐。比如，咸菜、酸菜等腌制食品，火腿肠、午餐肉、牛肉干等加工食品，薯条、薯片等膨化食品，酱油、番茄沙司、蛋黄酱、沙拉酱、味噌、咖喱等调味品，过量食用同样会导致食盐摄入量超标。如果烹调时加了酱油、鸡精等，则要减少盐的用量，如果食用了咸菜、午餐肉等食物，也同样要减少炒菜时的用盐量。特别值得注意的是，面条中（各种拉面、挂面、切面等）含盐量也不少，却容易被人忽视

有粗有细，不胖不便秘

在谷类的选择上，营养学家提倡粗细搭配。粗粮营养丰富，保留了谷物和杂豆中更多的膳食纤维、B 族维生素和矿物质。常食粗粮发胖的风险非常小，有利于预防便秘、糖尿病、心脏病、血脂异常、肠癌等疾病。

平时在制作米饭或粥的时候，可以加把豆子，比如红豆、绿豆、芸豆、豌豆、蚕豆，还可以加入粗粮，比如糙米、大麦、玉米碎、燕麦等。这样一来，热量会比白米饭低许多，还能增加饱腹感。爱吃面食的人，可在精白面粉中加些玉米面、黄豆粉、紫薯粉等。

尽管粗粮有很多好处，但是也不要走极端，只吃粗粮放弃细粮也是不行的，粗细结合才是最好的。另外，脾胃虚弱者、消化不良的人，不宜多吃粗粮，以免增加消化系统的负担。

定时定量，不要突然多吃或少吃

这里所说的食物多样化，是在总热量不变的情况下，种类越多越好，而不是主张多吃。小分量是实现食物多样化的一个好办法，同样一顿饭，每一道菜的分量少一点，多吃几样，就能吃进更多的种类了。

每餐吃得过饱，会增加消化系统负担。长期如此，血脂和血压也会受影响，从而引发肥胖、高血压、糖尿病、脂肪肝等慢性病。控制进食量，每餐不过饱，能让身体更健康。除了控制食量以外，选择恰当的食物也能让人产生饱腹感，又不会热量超标。

回家吃饭，优选健康食物

对于很多在职孕妈妈来说，可能一天当中至少要在外吃一餐，甚至有的三餐全部在外解决。与家庭自制食物相比，餐馆中的食物往往含有更多的油、盐、糖。

在家做饭可以自己挑选新鲜应季的食材，合理使用油、盐、醋、酱油等调味料，实现"低油少盐"的健康需求，烹调方式上少煎炸，多蒸、炖、煮等。全家一起吃饭，还能在兼顾家人口味的同时更好地实现食物多样化。家庭餐桌上，更容易控制进食量，还能减少食物浪费。所以孕妈妈最好回归家庭餐桌，尽量减少在外就餐，给自己和胎儿以健康保证。

对于职场孕妈妈来说，建议早晚在家吃饭，这样可能比较辛苦。中午在单位食堂吃也是不错的选择，单位食堂为了兼顾大家健康，也会想办法在饭菜中减油减盐。如果单位没有食堂，早晨多做一些，带饭也是不错的选择，但尽量避免带绿叶菜，因为绿叶菜剩后产生亚硝酸盐较多。

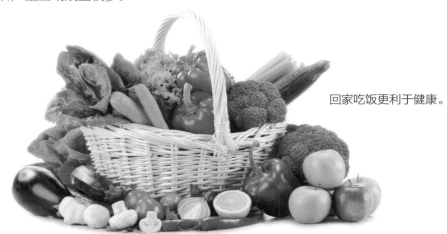

回家吃饭更利于健康。

体重是
营养的直观体现

不该留下
遗憾的事儿

孕期长 40 多斤，
孩子出生体重却偏轻

好遗憾呀

宝妈：我在孕期增重 40 多斤，每次产检大夫都让监测体重、控制体重，也介绍一些饮食的注意事项。可我就是没管好自己的嘴，结果这些肉都长我自己身上了，孩子出生的时候不足 5 斤。现在一想起来孕期不按医生要求合理摄入营养就不免感到遗憾。

合理饮食长胎不长肉

不留遗憾

李大夫：孕妈妈增重多并不表示营养就好，因为有些营养素比如锌，对宝宝的生长发育很重要，但对准妈妈影响略小，如果不侧重补充，会影响宝宝的生长。此外也有其他因素可能导致胎儿低体重，一定要定期做体格检查，以便及早得到纠正。

自己和宝宝都长得很胖，
最后剖宫产了

好遗憾呀

宝妈：经常听长辈们提起某某顺产了 9 斤的大胖小子，认为生个大胖孩子是很有福气的事儿，他们变着花样给我补营养，结果我蹭蹭长肉，孩子也长得太大，只能剖宫产。不知道是不是受孕期营养过剩的影响，孩子现在 2 岁了，超重五六斤。

自己和胎儿长肉
都不要太任性

不留遗憾

李大夫：多吃少动、尽情长肉的孕妈妈，会给自己和宝宝带来许多麻烦和危险。宝宝太大，生孩子时容易造成会阴撕裂等，妈妈长肉要控制，孩子长肉也不能太任性。宝宝出生体重最好控制在 3000 ~ 3500 克。控制妈妈体重的过程实际上也在控制宝宝的体重。

孕期体重应增加多少

一般来说，使用体重指数（BMI）来评估孕前妈妈的营养状况比较准确，根据孕前 BMI 值来确定孕期体重增长范围。

体重指数（BMI）= 体重（千克）÷ 身高的平方（米²）

怀孕前的 BMI 指数	体型	孕期体重应增加多少	体重管理要求
< 18.5	偏瘦	12 ~ 15 千克	适当增加营养，防止营养不良
18.5 ~ 24	标准	12 千克	正常饮食，适度运动
> 24	偏胖	7 ~ 10 千克	严格控制体重，防止体重增加过多

孕期增重分为必要性体重增长和脂肪增长

怀孕之后，体重增长是必然的，胎儿依靠胎盘获取营养，如果母亲没有获得足够的营养，体重增加不理想，宝宝就有可能出现营养不良、生长迟缓等。因此可以说，孕妈妈的体重增长在一定程度上反映了胎宝宝的生长发育情况。

必要性体重增长

胎宝宝要在 40 周的时间里从一个受精卵成长为一个重 3 千克左右的胎儿，支撑他生长发育的有胎盘、羊水等。孕期妈妈的血容量、乳腺、子宫都发生了改变。这些构成了孕妈妈孕期一部分增长的体重，称之为必要性体重增长。

脂肪增长

孕妈妈在孕期需要储备脂肪，为产后的哺乳做准备，而孕妈妈所吃的食物是脂肪的直接来源。孕妈妈的体重增长中，必要性体重增长是相对稳定的，但是脂肪储备的多少与饮食和运动有关，是可以控制的。

除去必要性体重增长之外，孕妈妈要控制自身的脂肪储备。毫无限制地增加脂肪，会引起妊娠并发症，如妊娠糖尿病、妊娠高血压，导致巨大儿，甚至难产，还会给产后恢复带来困难。

孕妈妈太胖，宝宝长成巨大儿

有的孕妈妈觉得好不容易怀上一个宝宝，就该让他长得大一点、胖一点，这样出生后孩子的身体底子才好。这是大错特错的。宝宝的出生体重在 3000 ~ 3500 克最好生，这需要孕妈妈在孕期讲究营养均衡。如果足月出生的宝宝体重低于 2500 克，是足月低体重儿，出生后出现生长障碍的概率比较大；如果宝宝体重大于 4000 克，也就是巨大儿，容易出现难产，可能不得已选择剖宫产。

巨大儿，不只是孩子长得大一点那么简单

如果孕妈妈孕前患有糖尿病，或怀孕后罹患了妊娠期糖尿病、胰岛细胞增生症等，以及孕期进食量太多，摄入大量蛋白质、碳水化合物等引起体重急剧增加，都可能会生巨大儿。

巨大儿，医学上称为"高危儿"。体重正常的胎儿可顺利通过骨盆，自然分娩。但巨大儿通过骨盆有难度，产妇分娩时更加辛苦，通常需要依靠外力，导致产程延长、难产率增加，分娩时还容易发生新生儿宫内窘迫等并发症。

巨大儿发生低血糖、红细胞增多症、高胆红素血症、先天性心脏病、无脑儿等的比例比出生时体重正常的孩子高。巨大儿出生后，要加强护理，注意观察是否发生巨大儿并发症，监测血糖、黄疸和其他有关生化检查等。

巨大儿长大后，往往在儿童期就容易长成"小胖墩"，儿童糖尿病的发生率也相对较高。巨大儿成年后更是肥胖、血脂异常、心脏病、糖尿病的高发人群。

因此，一定不要以为巨大儿只是单纯的重一点而已，而是非常危险的，事关孩子一生的健康。孕妈妈一定要合理、均衡、科学地进行孕期营养和体重管理，避免出现巨大儿这个问题。

增重过缓可能导致胎儿发育迟缓

孕期体重长多了不行，长少了也不行。因为孕妈妈既要满足自身的营养需要，还要供给胎儿成长所需的营养。如果体重迟迟不长，或者长得太慢，就要警惕自己营养不良导致胎儿贫血，这会对胎儿出生之后的发育带来不良影响。孕妈妈增重太少也可能导致胎儿长得太小，体重不达标。出生时的低体重会造成孩子以后抵抗力低，为出生后的健康状况埋下隐患。

监测体重，坚持运动，合理控制体重

监测体重，正确测量

孕妈妈体重增长过快过慢都会影响胎宝宝的健康，因此孕期要做好体重管理。管理体重最简便的方法就是称重并记录，既简单易操作，又能起到及时监测的效果。一般孕妈妈孕早期胃口不好，体重增加不多。从孕中期开始告别了孕吐反应，食欲大增，体重增长迅速。因此，应该从孕中期开始定期定时监测体重，最好每天，至少也要每周测一次。

测量时间

最好在清晨排便后空腹测量，这时测量结果更准确。每次都在同一时间、同一身体状态下测量，这样更能真实了解体重变化。

穿着

最好每次测量时只穿贴身衣物，每次穿同样重量的衣服进行测量，能减少测量的误差。

体重秤的选择

孕妈妈身体笨拙，尤其是到孕晚期活动不便，最好购买专业的智能秤，现在很多智能秤能与手机连接，方便读取结果，甚至还能提供健康报告等服务。

坚持运动，避免肥胖

孕期适当运动，有助于控制体重，还能帮助孕妈妈保持愉快的心情，对胎宝宝的健康发育也十分有益。孕期运动不仅有助于顺产，还可以促进产后身材恢复。

适合孕妈妈的运动首推散步，孕前有游泳习惯的可以坚持游泳，可促进顺产，孕前不会游泳的妈妈不必因为听说游泳对胎儿健康有益去学游泳；孕妈妈还可以做做稳定心理和情绪的瑜伽……具体运动类别要根据个人情况来选，有的人原本就是个健身派，身体可承受的运动强度比较强，只要稍加调整即可。如果孕前就不太做运动，孕期强度就不宜过大。

孕妈妈做运动的宗旨是以自己感觉舒适为宜，不要勉强，也不要逞强。做任何一项运动，孕妈妈一定要注意听从身体的警告：如果运动中感到疼痛、不舒服、晕眩或呼吸不畅，要立即停止。如果停止后仍有不适感，应立刻就医。

不同情况轻松应对

不该留下
遗憾的事儿

 动得少，效果不明显

好遗憾呀

宝妈： 我从知道怀孕一直到孕中期，体重增长都挺正常的，孕晚期的时候突然体重长得特别多。我孕期运动比较少，想起来就多走走、散散步，貌似也没有很明显的效果，到孕晚期的时候肚子更大，行动不方便，基本任由体重增长了。现在想来还是为体重控制不理想感到遗憾。

 运动和饮食要长期坚持

不留遗憾

李大夫： 宝宝不需要妈妈多余的赘肉，控制体重需要饮食和运动相结合。但不要指望控制一顿饭、运动一两次就能对体重有多大影响。孕期体重控制是一场持久战，肉堆在你的身上，也堆在你的生活里，战胜长肉的不良生活习惯需要日复一日地坚持。

 以为补营养就是多吃一点

好遗憾呀

宝妈： 我怀孕的时候并没有像其他孕妈妈那么讲究，饮食上也一样，基本上爱吃什么吃什么，只不过吃得多了。直到孕中晚期的时候，发现又是缺铁又是缺钙。真的很后悔，只能食补、药补一起进行了，现在想想要是孕期注意饮食可能会避免缺铁、缺钙。真是对这个遗憾。

 孕期营养不是简单的多吃

不留遗憾

李大夫： 孕期的饮食营养，不是简单多吃那么简单。随着孕周的发展，孕妈妈的身体会出现一系列的代谢变化，要根据自身和胎儿的发育特点有针对性补充。比如胎儿大脑发育了，就要增加DHA；视力发育了，就要多补充维生素A。同时注意科学摄取营养素。

体重增长太多的孕妈妈要减脂

对于某些孕妈妈来说，怀孕以后长胖简直太顺理成章了，搞不好体重就呈现井喷态势，于是控制体重成了这些孕妈妈的每天必修课。

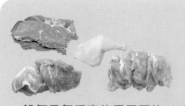

一般每日每千克体重需要热量为 30 ~ 35 千卡（1 卡 ≈ 4.186 焦耳），也可以让营养师根据个人情况制订适合自己的食谱。

限制
总热量

吃到
刚刚好

容易长胖的孕妈妈一般都食欲非常好，建议孕妈妈在胃口大开的时候提醒自己不要吃撑。

超重
怎么减脂

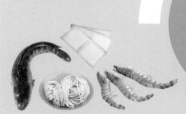

胎儿发育需要脂肪、优质蛋白质，所以胖妈妈不能不吃肉，但要在量和烹调方法上下工夫。比如只吃瘦肉、去外皮和脂肪层的肉；多选择禽肉、鱼、虾；少吃肉，多吃豆制品。

吃肉
不贪多

增加
膳食纤维

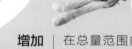

在总量范围内，多摄取高膳食纤维食物，如以糙米饭或五谷米饭代替白米饭，增加蔬菜的摄入量。

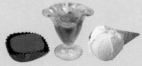

避免
大量甜食

甜食含有大量蔗糖、葡萄糖，比如冰激凌、月饼、甜饮料等，大量食用极易引起肥胖，要限制摄入量。

体重增长不理想的孕妈妈要合理增重

对于大部分孕妈妈来说，孕期增重是分分钟的事儿，但也还有一部分孕妈妈体重长得过慢，这会使胎儿缺营养，影响发育，这一部分孕妈妈要积极调理饮食方式。

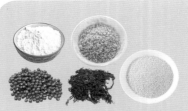

对于食欲欠佳，体重增长不理想的孕妈妈，要适当增加全天热量摄入。可以通过少食多餐的形式来增加摄入量。谷薯类食物每天摄取 250 ~ 400 克，粗粮细粮搭配，品种多样。

增加热量，少吃多餐

重点补锌

当体内缺锌的时候，食欲比较差。锌对于胎儿发育很重要，是胎儿大脑发育必不可少的物质。孕妈妈首先可以通过食物来补充锌，比如牡蛎、瘦肉、花生等。饮食调整不明显的孕妈妈可以在医生指导下适当补充锌制剂。

**怎么理想
增重**

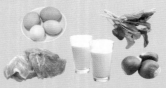

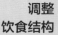

**调整
饮食结构**

没有一种食物能满足孕期所需的全部营养，饮食均衡才能获得全面的营养，所以有挑食、偏食习惯的孕妈妈要及时纠正。同时注意增加优质蛋白质的摄入，选择鱼、瘦肉、蛋、奶类。蔬菜和水果要充足，以保证足够的维生素和矿物质。保证足够的脂肪摄入，选择以不饱和脂肪酸为主的植物油，同时多吃坚果，以保证胎儿的大脑发育需求。

素食妈妈要重点补易缺营养

素食孕妈妈因为不吃畜肉、禽肉、鱼类等，容易造成蛋白质、维生素 B_{12}、铁、锌等营养素缺乏。因为这些营养素主要来自于肉类，或者说肉类含的这些营养素更利于人体吸收。素食孕妈妈要选择不同种类、适量的食物来补充这些营养素，必要的时候遵医嘱服用膳食补充剂。

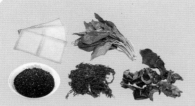

素食妈妈首先要多吃黑芝麻、紫菜、木耳、菠菜、豆腐干等食物补铁。同时一定要增加维生素 C 的摄入，也可遵医嘱补充铁制剂、维生素 C 制剂（提高铁的吸收率）。

补铁

补维生素 B_{12}

维生素 B_{12} 是造血和神经系统发育必不可少的营养素，几乎只存在于动物性食品中。不过，发酵豆制品，比如纳豆、味噌等也可提供维生素 B_{12}。

易缺营养
怎么补

植物性食物中锌的含量较低，所以素食妈妈容易缺锌。一旦缺锌会影响免疫功能和食欲，要多吃含锌的花生、核桃、松子、腰果等坚果，必要时遵医嘱补充锌剂。

补锌

补优质蛋白质

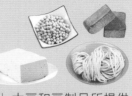

大豆和豆制品所提供的优质蛋白质可以媲美动物性蛋白质，应成为素食人群获取蛋白质的主要途径。

饮食地图，一眼看出亲疏远近

不能多吃的食物

腌制食物

含亚硝酸盐较多，多吃有胎儿
致畸风险。

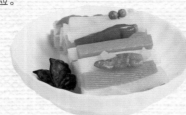

桂皮

热性调味料，多吃容易消耗肠道水
分，造成肠道干燥和便秘。

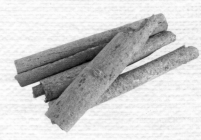

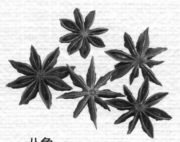

八角

热性调味料，孕妈妈多吃容易造成肠
道干燥和便秘，还容易上火。

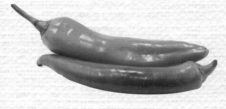

辣椒

过量食用会刺激肠胃，引起
便秘，加快血流量，前置胎
盘的孕妈妈最好不吃。

味精

多吃味精会增加钠盐
的摄入，容易导致水
肿等。

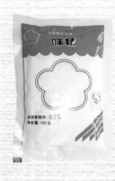

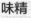

植物油

每天摄入总量25～30克为宜，过
量摄入会引发肥胖和妊娠糖尿病等。

最好不吃的食物

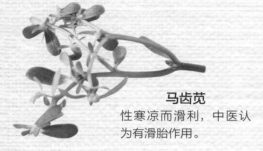

马齿苋
性寒凉而滑利，中医认
为有滑胎作用。

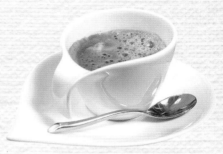

咖啡
含咖啡因成分，大量饮
用有胎儿低出生体重及
早产的风险。

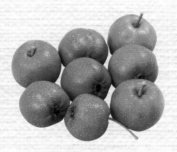

山楂
中医认为山楂有刺激子宫
收缩的作用。

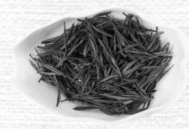

茶
孕期大量喝茶，尤其是浓茶，容
易导致孕妈妈兴奋，难以入眠，
对胎宝宝也有兴奋作用。

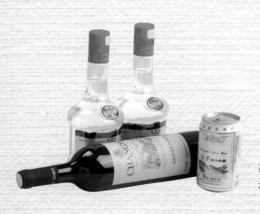

酒
孕期一定不能饮酒，否则
有极大的胎儿致畸隐患。

可常吃的食物

五谷杂粮、薯类

小米
富含 B 族维生素，有利于改善疲劳，还能健脾胃。

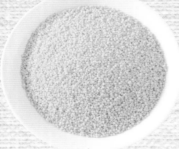

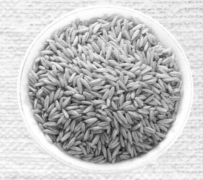

燕麦
富含矿物质和膳食纤维，特别是富含的 β-葡聚糖，能通便降脂，预防便秘和肥胖。

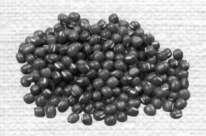

绿豆
富含膳食纤维、钾，能防止血压升高，还能降胆固醇，抗过敏等。

红豆
富含膳食纤维、钙等，能防止脂肪堆积，还能清心养神、利水祛湿。

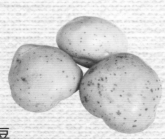

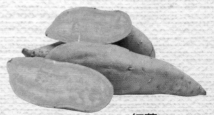

土豆
富含膳食纤维、钾，当主食食用（蒸、煮）可以防肥胖、通便。

红薯
富含膳食纤维、β-胡萝卜素，可以润肠通便，提高免疫力。

蔬菜类

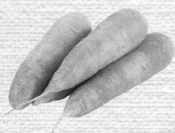

番茄
富含维生素 C 和番茄红素等，有利于提高孕妈妈免疫力。

胡萝卜
富含胡萝卜素，进入人体可转换成维生素 A，促进胎儿视力发育。

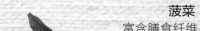

菠菜
富含膳食纤维、叶酸、钙、铁等，有助于预防胎儿神经管畸形。

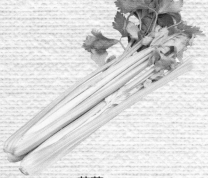

芹菜
富含膳食纤维、钾等，可预防孕期便秘，还能预防妊娠高血压。

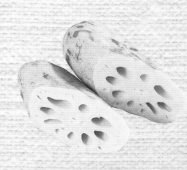

菜花
富含多种水溶性维生素，能增加人体免疫力，预防感冒。

莲藕
富含淀粉和多种维生素，能通便排毒、清热去火，缓解孕期便秘等。

水果类

香蕉
富含钾、膳食纤维，可以改善孕妈妈情绪、润肠通便。

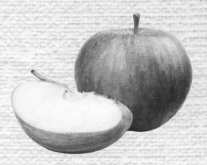

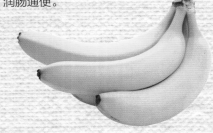

苹果
富含膳食纤维、钾等，能润肠、防便秘，还能辅助降血压。

橙子
含有丰富的维生素、碳水化合物，孕妈妈常吃能促进代谢、美容养颜、开胃健脾。

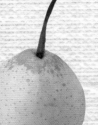

梨
可让孕妈妈获得多种维生素和矿物质，中医认为梨可以生津、润燥，清热、化痰。

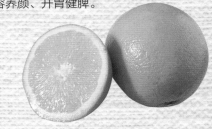

樱桃
富含铁、维生素C等，可以滋养润孕妈妈皮肤，还有助改善妊娠期贫血。

猕猴桃
富含维生素C和各种有机酸，能提高孕妈妈食欲、增强免疫力。

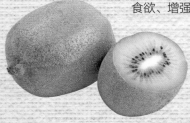

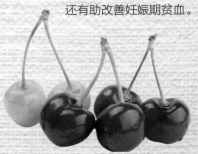

禽畜肉、水产品、蛋类

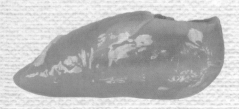

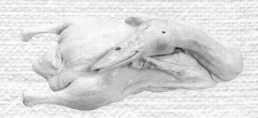

去皮鸭肉

富含优质蛋白质，脂肪含量低，能促进胎儿组织器官生长。

去皮鸡肉

富含优质蛋白质、不饱和脂肪酸，可以促进胎儿生长发育。

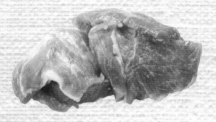

猪瘦肉

富含优质蛋白质、铁、维生素 B_1，能改善疲劳，增强孕妈妈体力。

牛肉

富含优质蛋白质、铁等，能预防缺铁性贫血。

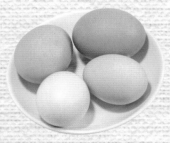

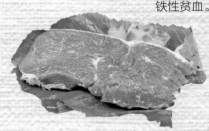

鸡蛋

富含卵磷脂、优质蛋白质，对胎儿大脑发育有促进作用。

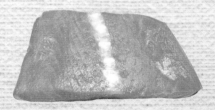

三文鱼

富含 DHA，有利于胎儿神经系统的发育。

奶及奶制品

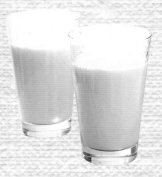

牛奶
富含钙，在人体的消化吸收率极高，是补钙最好的选择。

酸奶
富含钙和益生菌成分，可以润肠通便，预防孕期便秘。但市售的含糖较高，如有条件自制更好。

豆类及坚果类

黄豆
富含钙、优质蛋白质、植物固醇，可以补钙，促进胎儿生长发育。

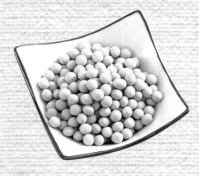

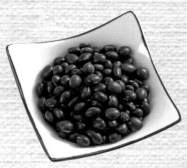

黑豆
富含优质蛋白质、膳食纤维、钙、钾等，能抵抗自由基，预防孕期便秘。

豆腐
富含优质蛋白质、钙等，预防缺钙，还有利于降脂降压。

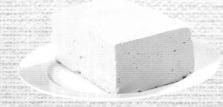

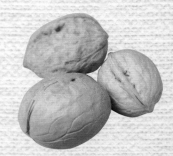

核桃
富含不饱和脂肪酸、钙等，有利于促进胎儿的大脑发育。

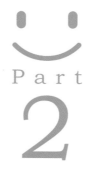

Part

2

补对营养养好胎，
孕期舒适不留遗憾

胎儿各器官生长发育关键期的营养需求

孕周 胎儿各 器官系统	1周	2周	3周	4周	5周	6周	7周	8周	9周	10周	11周	12周	13周	14周	15周	16周
甲状腺					**发育完整** 碘、蛋白质、碳水化合物											
大脑				**大脑所有功能形成** 碘、叶酸												
心脏				**开始跳动** 蛋白质、铁、钙、锌												
神经系统					**形成神经管** 蛋白质、卵磷脂、维生素A、维生素B$_1$、维生素B$_2$、叶酸、锌、钙、镁、铜、碘											
消化系统				**小肠蠕动，胃肠功能建立** 蛋白质、B族维生素、维生素C、钙、镁、锌、铜												
四肢					**开始生长** 蛋白质、维生素A、维生素D、维生素K、钙											
眼					**眼球、眼睑形成** 维生素A、胡萝卜素、B族维生素											
唇					**开始发育** 叶酸、维生素A、钙、铁											
肺										**长出细支气管，肺泡上皮发育** 蛋白质、维生素A、维生素C、维生素E、钙、镁						
肾										**有排尿功能** 锌、B族维生素、维生素C、维生素E						
生殖器官										**构建生殖器，能辨男女** 锌						
牙齿和骨骼						**骨骼生长** 钙、磷、维生素D										

注：此表为让孕妈妈了解胎儿的器官发育情况和所需的关键营养，但孕期营养的关键是均衡，在重点补充某种营养的同时，也不要忽视其他营养。

17周	18周	19周	20周	21周	22周	23周	24周	25周	26周	27周	28周	29周	30周	31周	32周	33周	34周	35周	36周至40周

大脑表面积快速增加
DHA、卵磷脂、蛋白质、碳水化合物、维生素 B_{12}、钙、铁、锌、铜

听觉发育
蛋白质、卵磷脂、维生素 A、维生素B_1、维生素B_2、叶酸、锌、钙、镁、铜、碘

开始呼吸
蛋白质、维生素 A、维生素 C、维生素 E、钙、镁

发育完成
锌、B 族维生素、维生素 C、维生素 E

营养怎么获得

食物补充营养，又快乐又理想

任何一种营养的获取都要依靠食物，食物是最合理、最基本、最天然的补充营养方式。但是没有一种食物能满足人们的所有营养需求，多样化、均衡的膳食搭配，才能满足人们的需求。所以不要认为少数几种食物就能保证营养平衡，也不要妖魔化某一种食物，全面、多样的饮食模式最重要。

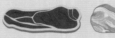

肉类 是优质蛋白质、铁等营养的主要来源，而禽肉是不饱和脂肪酸的主要来源，这些营养是胎儿生长发育的基础，还能促进胎儿大脑发育和造血功能发育。

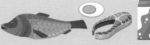

鱼、奶、蛋 是优质蛋白质、铁、钙、锌、不饱和脂肪酸等的主要来源，能为孕妈妈和胎儿的骨骼健康、大脑发育提供营养。

不同食物所提供的营养

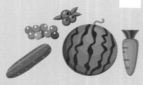

蔬菜水果 能供给胎儿发育所需的维生素、矿物质，所含的膳食纤维可预防妈妈孕期便秘，还对皮肤好。多颜色和多种类的蔬果均衡摄入对孕妈妈和胎宝宝都有好处。

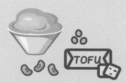

大豆制品 植物性蛋白质的主要来源，还能提供丰富的钙、维生素等，有助于控住孕期体重，能供给胎儿大脑发育所需的多种氨基酸。

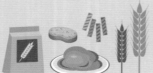

谷、薯类 可提供碳水化合物，为孕妈妈和胎儿提供每日所需总能量的大半，还富含 B 族维生素、钙、锌、硒、膳食纤维等，都是胎儿发育不可少的营养来源。

什么情况需要膳食补充剂

吃不下、不想吃、吃不到的时候，要补膳食补充剂

补充营养最理想的方式是摄取食物，特殊情况下也需要膳食补充剂来帮忙，但一定是以食物为主，不足的部分采用膳食补充剂。孕期所需的营养素都比孕前有所增加，当通过进食补充不足，或者孕妈妈对于某类食物吃不下、不想吃、吃不到的情况下，膳食补充剂就派上用场了。

再加上食物成分是复杂的，一种食物里包含很多种营养，所以单纯通过某种食物补充某种特定的营养素，就可能导致其他营养素摄入过量。

还不得不说的是，通过食物获取营养素，因为受烹调方式等的影响，往往无法满足需求，这时也需要通过膳食补充剂。比如叶酸，单纯靠食物补充达不到每日 600 微克的量，就需要食物为主的同时，辅以每天大概 400 微克的膳食补充剂。

再比如维生素 D，较少存在于食物中，而是主要来自于太阳紫外线照射皮肤后自动生成。所以对于一些室外活动少，以及在冬季紫外线照射减少时，就需要通过膳食补充剂适当补充。

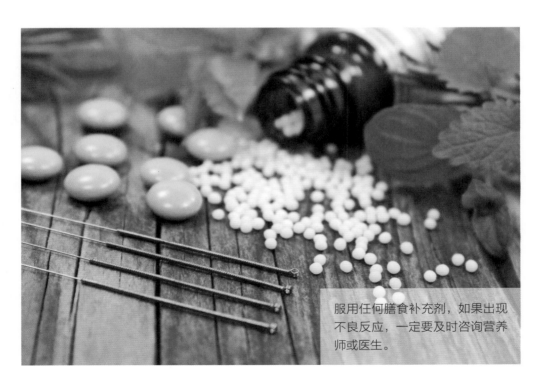

服用任何膳食补充剂，如果出现不良反应，一定要及时咨询营养师或医生。

有些营养一旦孕期缺乏，将来无法弥补

孕期以及哺乳期，很多营养的需求比平时多，要确保营养充足、不过量，促进胎儿的生长发育，否则造成的影响以后怎么补也补不回来。比如胎儿期缺乏叶酸，容易造成神经管畸形；关键期缺碘，会影响胎儿的智力发育。这些情况，后天都无法弥补。

缺乏维生素和矿物质一般可通过膳食补充剂补充

孕期营养的整体特点是维生素、矿物质等需要增加：碘会增加90%，铁、叶酸、维生素B_6平均增加50%，钙增加25%。从总热量来看，孕早期不需要额外增加热量，孕中晚期也只需要增加16%～25%，如果单纯靠食物补充这些维生素和矿物质等，极易导致热量超标。

脂溶性维生素和水溶性维生素

脂溶性维生素是指溶于脂肪的维生素，比如维生素A、维生素E、维生素D维生素K等。B族维生素、维生素C等溶于水的维生素是水溶性的。

脂溶性维生素过量容易在体内蓄积，并产生毒性。相比而言，水溶性维生素很容易通过尿液排出身体，不容易在体内蓄积和产生毒性。

有妊娠并发症需要膳食补充剂

一些有妊娠并发症的孕妈妈，必要时也要给予营养补充剂。

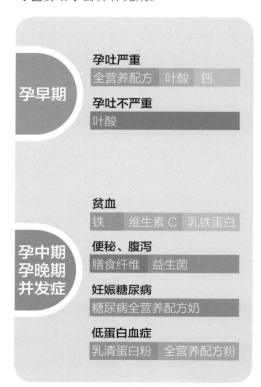

孕早期
孕吐严重
全营养配方　叶酸　钙
孕吐不严重
叶酸

孕中期孕晚期并发症
贫血
铁　维生素C　乳铁蛋白
便秘、腹泻
膳食纤维　益生菌
妊娠糖尿病
糖尿病全营养配方奶
低蛋白血症
乳清蛋白粉　全营养配方粉

还有哪些情况需膳食补充剂

对于膳食营养不足或者摄入营养不均衡的孕妈妈，多胎妊娠、孕前有吸烟饮酒习惯的孕妈妈、人类获得性免疫缺陷病毒（HIV）感染的孕妈妈，都需要适当补充膳食补充剂来纠正营养状况。

不论哪种情况的孕妈妈，必须注意的是，服用膳食补充剂一定要在医生的专业指导下进行。

任何营养都不是补得越多越好

对于营养，人们更关注缺乏有什么不良后果，却很少关注过量的问题。其实营养过量也会对身体带来不利的影响，任何营养都应该是适可而止，一定要控制在科学合理的范围内。

比如很多人以为维生素多补无妨，这种观点就是不对的。叶酸如果过量服用可能会导致其他营养过度损耗，甚至导致出生时低体重儿等。对于维生素A等脂溶性维生素来说，如果过量服用，可能会导致胎儿畸形、泌尿生殖系统缺损等；维生素D过量会导致胎儿牙齿发育方面的问题。

尤其要注意的是，进食某些食物中添加了特定的营养素，要特别注意避免过量摄入这种营养素。比如喝了添加了维生素D的牛奶，那么在补充维生素D时要将牛奶中维生素D的量计入总量中。

膳食补充剂只是辅助手段，不能代替膳食

膳食补充剂是为了纠正饮食不均衡，以及辅助改善妊娠综合征。如果通过改善三餐能够达到营养的充足供应，是不必补充的。千万不要以为膳食补充剂比食物更好，而忽视合理的三餐，更不要放纵自己，因为有膳食补充剂就吃营养价值很低的食物。

每一种食物都包含多种营养素，进食一种可以获得多种营养。而膳食补充剂只是针对饮食中缺乏某种或某几种营养素可以有效地调整和纠正。

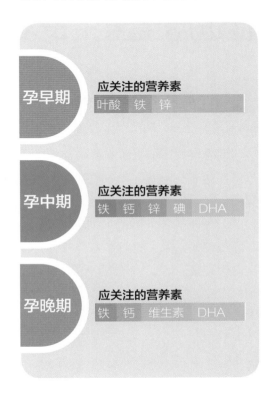

| 孕早期 | 应关注的营养素 |
| 叶酸 铁 锌 |

| 孕中期 | 应关注的营养素 |
| 铁 钙 锌 碘 DHA |

| 孕晚期 | 应关注的营养素 |
| 铁 钙 维生素 DHA |

复合剂和单剂如何选择

一般来说，孕妈妈如果膳食结构不平衡，缺乏多种营养素，或摄入量远远不够，医生会建议选择复合剂。而对于膳食营养比较均衡，只需补充个别营养素的孕妈妈，可以选择单剂补充。

蛋白质
促进胎宝宝生长发育

不该留下
遗憾的事儿

好遗憾呀

放弃吃素很不开心

宝妈：我怀孕之前吃素两年，怀孕后本来也坚持吃素，可后来家里人极力反对，总是说不吃肉和蛋会让宝宝缺蛋白质，会不聪明。我当时也不笃定了，最后放弃了吃素。我当然希望自己的宝宝聪明健康，但放弃吃素还是很不开心，也很遗憾。

不留遗憾

素食者多吃大豆类，避免蛋白质不足

李大夫：孕期能均衡摄入各种营养当然最好，但如果孕妈妈是个身体健康状况良好的素食者，注意巧妙搭配也可素食度孕期。比如增加大豆类和豆制品的摄入量，主食避免吃单一谷类，注意多种类搭配，如吃全麦面包时搭配一些豆类、花生酱、奶酪（建议最好食用奶类）。如果孕妈妈健康状况不好，那就要向营养师咨询，听取专业的建议。

好遗憾呀

孕早期，什么肉也吃不下

宝妈：我怀孕前三个半月，食欲很差，就想吃清淡的汤汤水水，肉类什么的干脆想都不能想，一闻到肉味就恶心想吐。当时很担心宝宝缺营养，但也没想到什么好办法。现在还为那时候获取营养不均衡感到无比遗憾。

不留遗憾

孕早期吃不下肉可用豆制品替代

李大夫：孕早期胎儿发育需要的营养并不多，但蛋白质很重要。吃肉可以补充蛋白质，不一定大块吃肉，可将少量肉末加到菜里，或者做成馅料，多菜少肉。如果不想吃红肉，可以多吃鱼、虾，实在不行多吃豆腐、腐竹，也可以补充蛋白质。

蛋白质的重要作用

蛋白质的每日需求量

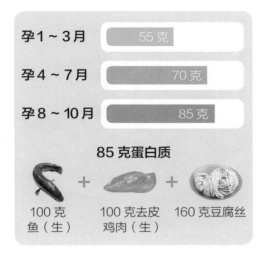

孕1～3月	55克
孕4～7月	70克
孕8～10月	85克

85克蛋白质

100克
鱼（生）

+

100克去皮
鸡肉（生）

+

160克豆腐丝

蛋白质是构成胎宝宝所有器官和组织包括心脏、肌肉、大脑的基本物质。孕妈妈随着孕期身体的变化、血容量的增加、胎宝宝的生长等，需要从食物中摄取大量蛋白质。如果缺乏蛋白质，孕妈妈就无法适应子宫、胎盘、乳房等身体组织的变化，甚至造成胎宝宝生长发育迟缓，出生体重过轻等，严重的还会影响胎儿的智力发育。

哪些是优质蛋白质，如何增加摄入量

蛋白质的质量取决于所含的氨基酸种类是否全面，以及是否容易消化吸收。蛋白质的氨基酸模式接近人体需求，容易消化吸收的，就是优质蛋白质，也称完全蛋白质。

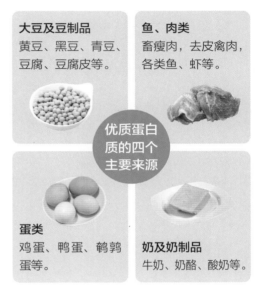

大豆及豆制品
黄豆、黑豆、青豆、豆腐、豆腐皮等。

鱼、肉类
畜瘦肉，去皮禽肉，各类鱼、虾等。

优质蛋白质的四个主要来源

蛋类
鸡蛋、鸭蛋、鹌鹑蛋等。

奶及奶制品
牛奶、奶酪、酸奶等。

谷、杂豆、薯类等植物性食物中虽然蛋白质含量不高，却是必不可少的主食。但这类食物一般只含有部分必需氨基酸（大豆类除外），要想摄取到较全面的必要氨基酸必须将这类食物搭配食用。同时，每日摄入优质蛋白质应占到每日蛋白质总量的1/3～1/2，每天300克牛奶，同时注意增加大豆、豆制品、鱼类、去皮禽肉等的摄入。素食孕妈妈以及血脂或血糖高的孕妈妈，如果需要控制肉、蛋的量，可以通过食用大豆类和豆制品来补充蛋白质。

四喜黄豆

材料 黄豆 120 克，青豆、胡萝卜、莲子、猪瘦肉各 30 克。

调料 盐、白糖各 3 克，料酒、水淀粉各适量。

做法

1. 将所有材料分别洗净，猪瘦肉切丁，胡萝卜去皮切丁，黄豆用清水浸泡 2 小时后煮熟备用，莲子煮熟。

2. 在猪瘦肉丁中加适量盐、料酒、水淀粉腌好，倒入油锅中，再加入黄豆、青豆、胡萝卜丁和莲子炒熟。

3. 将熟时，加入剩余盐、白糖调味，再加入水淀粉勾芡即可。

功效：黄豆是最好的植物性优质蛋白质的来源，加入猪瘦肉、青豆、胡萝卜，可提高蛋白质在人体的吸收利用率。

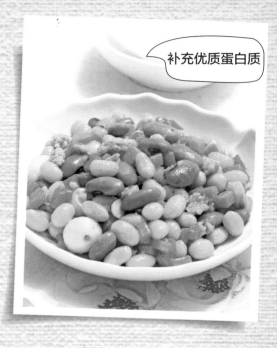

补充优质蛋白质

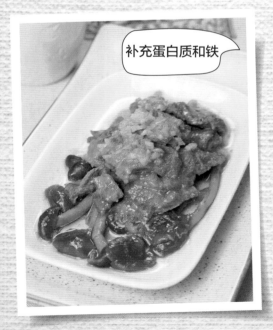

补充蛋白质和铁

茶树菇蒸牛肉

材料 牛肉 200 克，茶树菇 150 克。

调料 姜末、料酒各 5 克，蒜蓉、蚝油、水淀粉各 10 克，盐少许。

做法

1. 牛肉洗净、切薄片，加料酒、姜末、蚝油、水淀粉腌制 10 分钟。

2. 茶树菇泡洗干净，放入盘中，撒上少许盐。

3. 把腌好的牛肉片放在茶树菇上，上面再铺一层蒜蓉，入锅蒸 15 分钟即可。

功效：茶树菇富含人体必需氨基酸，能促进代谢，增强免疫力；牛肉富含铁和优质蛋白质，还可以补铁，增强体力。

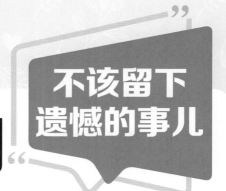

碳水化合物
孕期主要的热量来源

不该留下遗憾的事儿

晚饭不吃主食

好遗憾呀

宝妈：我怀孕以后担心身材走样，看到明星们怀孕后还能把身材保持的那么好，特别羡慕。所以我基本上还延续了孕前的饮食习惯：早上和中午正常吃，晚上基本不吃主食。不知道宝宝是不是也跟着我一起节食了？有点担心，如果是真的，那可太遗憾了。

孕期一定不要节食

不留遗憾

李大夫：碳水化合物特别重要，如果摄入不足，身体容易会出现酮体，甚至损害胎儿大脑。为了保持体形，可以一次少吃点，饿了再吃点苏打饼干或燕麦粥、燕麦面包，但不要不吃。

主食吃得很单调

好遗憾呀

宝妈：我怀孕以后，家里人总是想方设法做各种好吃又有营养的饭菜。菜式确实变化挺多的，但主食翻来覆去还是那几样，总是很难提起食欲，去外面吃又不放心，所以整个孕期都因为主食单调吃得不多。也不知道这算不算遗憾，反正想想就觉得对不起宝宝。

主食应该巧变化

不留遗憾

李大夫：主食可以经常变换花样，不要只吃精白米面，除了常规的馒头、花卷、米饭、面条以外，还可以做杂豆饭、杂粮粥，吃点蒸红薯、蒸紫薯、煮玉米、土豆泥等。最好经常吃些发酵面食，这样的面食比较容易消化，可以减轻孕妈妈的肠胃负担。

碳水化合物的重要作用

碳水化合物的每日需求量

孕1～3月	占总热量的 55% ～ 60% 每天不低于 130 克
孕4～10月	占总热量的 55% ～ 60% 每天不低于 130 克
孕8～10月	占总热量的 55% ～ 60% 每天不低于 130 克

130 克碳水化合物相当于

 +

180 克大米　　　　550 克薯类

　　碳水化合物是人体最主要、最直接的热量来源，对维持胎宝宝的神经系统发育和心脏发育具有重要作用。孕早期胃口不好的情况下，也要尽量保证每天摄入足量的主食（碳水化合物的主要来源）以及适量的蔬果，可选择自己喜欢的食材和烹调方法。

　　孕妈妈的膳食中一旦缺乏碳水化合物，无法供给足够的热量，机体就要动用体内的蛋白质和脂肪来供给热量。而这个过程容易产生酮体，导致酮血症和酮尿症，对孕妈妈的健康和胎儿的发育都不利。

碳水化合物的分类和食物选择

复合碳水化合物

　　来源：全麦及全麦制品、燕麦、大米、面粉、糙米、豆类、薯类、蔬菜、水果等可以作为孕妈妈膳食碳水化合物的主要来源。

　　特点：粗粮保留了更多膳食纤维、B 族维生素和矿物质，进入人体后可以缓慢释放热量，不会导致血糖迅速大幅升高，可预防孕期便秘和妊娠糖尿病、妊娠高脂血症等疾病。

精炼碳水化合物

　　来源：白糖、红糖、麦芽糖、葡萄糖、糖浆，以及白面包、白米饭、起酥面包、蛋糕、点心等。

　　特点：精炼碳水化合物是加工得非常精细的食物，甚至仅仅留住其中的甜味。孕妈妈不宜多吃此类食物，否则会导致血糖突然升高，并将这些糖类转化为脂肪储存在体内。

紫米面馒头

材料 面粉 200 克，紫米面 100 克，酵母粉 3 克。

做法

1. 酵母粉用适量水化开，倒入装有面粉、紫米面的盆中搅匀，再加入适量水搅匀，揉成面团，放入温暖处发酵至原体积 2 倍大。

2. 再用力揉 10 分钟左右至面团光滑，擀成长方形，由上向下卷成圆柱形，用刀切成若干均匀的剂子，揉成圆形生坯。

3. 将生坯放入铺好湿布的蒸屉上醒发 20 分钟，大火烧开后转中火蒸 15 分钟，关火闷 2 分钟即可。

功效：面粉加入紫米面一起做成馒头食用，可以很好地为孕妈妈益气补血。

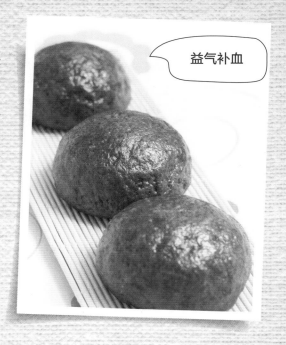

益气补血

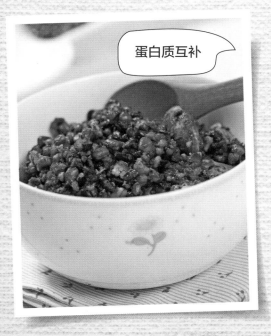

蛋白质互补

杂豆粗粮饭

材料 大米、糙米、小米、紫米、红豆、绿豆、芸豆各 30 克。

做法

1. 大米、小米分别洗净，大米用水浸泡 30 分钟；糙米和紫米混合洗净，用水浸泡 4 小时。

2. 红豆、绿豆、芸豆混合洗净，用清水浸泡 5 小时。

3. 将大米、小米、糙米、紫米、红豆、绿豆、芸豆倒入电饭锅中，加适量水，摁下"蒸饭"键，蒸至电饭锅提示米饭蒸好即可。

不饱和脂肪酸
给宝宝聪明的头脑

不该留下
遗憾的事儿

没有补 DHA

好遗憾呀

宝妈： 我可能是一个比较粗心的妈妈，怀孕的时候并没有格外补什么营养，基本上平时吃什么还吃什么。后来听身边的很多孕妈妈说她们都在全程补DHA，因为 DHA 有利于胎儿大脑发育，我开始为自己的粗心后悔，对孕期没有补 DHA 很遗憾。

DHA 可通过食物和制剂补

不留遗憾

李大夫： DHA 对于胎儿的智力和视力发育至关重要，从孕期 10 周开始，胎儿大脑发育进入高峰期，一直到产后6 个月都需要大量的 DHA。所以母体从孕期到产后都应该注意 DHA 的摄取和补充。日常食物中也含有 DHA，尤其是核桃仁以及深海鱼中含量丰富，此外还可以通过添加了 DHA 的孕妇奶粉和 DHA胶囊来补充。

孕晚期才增加脂肪供给

好遗憾呀

宝妈： 我怀孕的时候，前几个月没胃口，越到后来胃口越好，饭量也大起来了，还特别爱吃鱼、肉、蛋，所以到孕晚期才真正增加脂肪摄入，不知道是否对宝宝发育有影响。现在想想要是早点增加脂肪摄入就不这么遗憾了。

补充脂肪的最佳时间是孕中期

不留遗憾

李大夫： 孕中期开始，孕妈妈对热量的需求有所增加，而这是增加脂肪摄入的最好时机。不要等到孕晚期，因为孕晚期，尤其是最后 1 个月，要适当限制脂肪和碳水化合物的摄入，以免胎儿长得过大，影响顺利分娩。

不饱和脂肪酸的重要作用

不饱和脂肪酸的每日需求量

孕1～3月	α－亚麻酸占总能量的4%	亚油酸占总能量的0.6%
孕4～7月	α－亚麻酸占总能量的4%	亚油酸占总能量的0.6%
孕8～10月	α－亚麻酸占总能量的4%	亚油酸占总能量的0.6%

脂肪分为饱和脂肪酸、不饱和脂肪酸、反式脂肪酸，不饱和脂肪酸中的亚油酸和α－亚麻酸是人体必需脂肪酸，只能从食物中获取。

其中，不饱和脂肪酸除了给予孕妈妈足够的体力支持，还有助于胎儿的大脑发育和神经系统的完善，能促进维生素A等脂溶性维生素的吸收，对视网膜的发育极有好处。

调整不饱和脂肪酸和饱和脂肪酸的比例

不饱和脂肪酸	饱和脂肪酸	反式脂肪酸
主要存在于鱼、去皮禽肉、坚果等中。	主要存在于畜肉中，比如内脏、肥肉等中。	主要存在于人造奶油、起酥油、煎炸油中，可以使食物酥、口感好，普遍被运用到面包、饼干中。
↓	↓	↓
对健康有益，有助于调节血脂，但并不是多多益善，摄入过多会增加总热量。	进食过多会导致胆固醇过量，引发肥胖，造成血脂升高，引发动脉硬化等心血管疾病。但日常饮食中是无法完全避免摄入的，而且只要将其摄入量控制在合理范围内，并不会影响健康。	对健康毫无益处。

日常饮食中，尽量减少或者避免反式脂肪酸的摄入，同时在脂肪摄入总量中调整比例，限制饱和脂肪酸，适当增加不饱和脂肪酸

如何选择植物油

我们每天摄入的脂肪大部分是通过食用油获取的，因此食用油的选择关乎脂肪酸摄入的比例。猪油、奶油、牛油等动物油中饱和脂肪酸的含量较高，不建议食用，尤其是"三高"的孕妈妈更不宜食用。

植物油以不饱和脂肪酸为主，但也要限量食用，每人每天不超过 25 克，孕期每人每天 25 ～ 30 克。不同植物油的脂肪酸构成不同，营养特点也不同，应经常更换、交替食用。同时要针对不同植物油有不同的特点，在烹调中合理使用。

常见植物油对比

种类	主要成分	健康功效	烹调要求
大豆油	富含亚油酸、维生素 E	保护心脏	烹调时温度不宜过高，不适宜煎炸食物
花生油	不饱和脂肪酸含量高，还含有卵磷脂	保护血管壁、提高脑力	耐热性略高于其他油，适用于烹炒
葵花子油	亚油酸比例高达 66%，远远高于市场上的其他油类	不能降低也不会增加心血管疾病的风险	耐热性较好，可用于一般炒菜，但不宜爆炒、煎炸
玉米油	含亚油酸、α-亚麻酸，优势是维生素 E 含量高	有降血脂的作用	不耐热，适合用于制作加热时间较短，或者加热温度较低的食物
橄榄油	含有较多的单不饱和脂肪酸以及多酚类抗氧化物质	降血脂、保护心脏、抗癌	最适合凉拌，也可以低温油炒

DHA：不饱和脂肪酸中的大明星

DHA 是不饱和脂肪酸中的明星营养素，是胎儿神经系统的重要成分，能促进脑部的良好发育。DHA 主要存在于深海鱼（如沙丁鱼、金枪鱼、秋刀鱼等）和海藻中，核桃中的 α-亚麻酸可以在体内转化为 DHA，因此也可看做是获取 DHA 的来源之一，α-亚麻酸主要存在于植物油中，比如亚麻子油、核桃油、紫苏子油等。此外，也可以通过 DHA 制剂予以补充。

鱼油 DHA 好还是藻油 DHA 好

市面上的 DHA 胶囊主要分为鱼油和藻油两类，很多妈妈比较纠结到底哪一种比较好。最需要注意的一点是，大多数 DHA 胶囊中都同时含有 EPA（一种人体自身不能合成，又不可缺少的营养素），而孕妇和胎儿不需要过多的 EPA，所以应选择 DHA 含量高、EPA 含量低的。

一般藻油 DHA 含 EPA 低，更适合孕妇及婴幼儿服用，但价格略贵。鱼油 DHA 中含 EPA 相对较多，更适合中老年人服用，不过精打细算的孕妈妈服用也没有问题。

如何避免脂肪过量摄取

1 畜肉平均脂肪含量为 15%，并且以饱和脂肪酸为主，选择畜肉要选脂肪含量低的部位。

2 禽肉平均脂肪含量是 9%~14%，以不饱和脂肪酸为主，并且脂肪主要集中在皮上，去皮食用禽肉能大大减少脂肪摄入，同时尽量不选脂肪含量高的翅中等部位。

3 处理肉类还可以先将生肉上看得到的脂肪剔除掉。另外，肉类在烹饪前可以先用开水断生。具体做法为，先将肉按照实际需要切成丁、条、丝、片等形状，入沸水中焯烫片刻，煮至肉色转白、漂起后捞出即可。这样可以去除肉中的很多脂肪。

4 烹调鱼、肉类时一定要选择可以少用油的烹调方法，多采用蒸、煮、炖等方式，少用油炸、油煎、焗、红烧、爆炒等耗油较多的方式。比如食用清蒸鲈鱼、莲藕炖牛腩等。再比如，鸡肉煮熟后撕成细丝凉拌，就会少油。

5 烹调肉类时最好避免单一烹调，而是搭配蔬菜、豆制品等一起食用，这样不仅可以降低胆固醇的吸收，而且营养和味道都更好，比如莲藕排骨汤、海带煲瘦肉、黄豆炖猪蹄等。

6 烹调肉类时适当加蒜和姜等调味，可以减少胆固醇的吸收。

7 炖肉时，将漂浮在表面的油脂去掉。

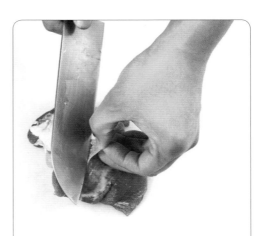

烹调前剔除肥肉，去掉家禽的皮，相比吃进去以后再想方设法瘦身，这样容易多了。

清蒸黄花鱼

材料 净黄花鱼1条。

调料 葱丝、姜丝各5克，料酒10克，盐2克，蒸鱼豉油适量。

做法

1. 黄花鱼身打花刀，用葱丝、姜丝、料酒和盐腌渍20分钟。
2. 蒸锅置火上，加水烧开后，将腌好的鱼大火蒸12分钟左右取出。
3. 锅内加油，烧至八成热，将热油均匀地浇在鱼身上，淋上蒸鱼豉油即可。

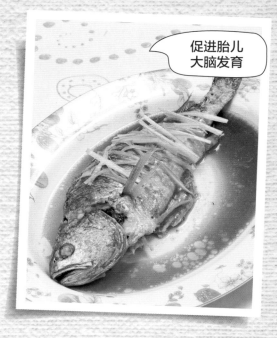

荷兰豆拌鸡丝

材料 鸡胸肉150克，荷兰豆100克。

调料 蒜蓉10克，盐2克，橄榄油3克。

做法

1. 将鸡胸肉冲洗干净，煮熟冷却，撕成细丝；荷兰豆洗净，切丝，放入沸水中焯一下。
2. 将鸡丝、荷兰豆丝放入盘中，再放入蒜蓉、盐、橄榄油拌匀即可。

功效：鸡胸肉富含优质蛋白质，脂肪含量低，但以不饱和脂肪酸为主，橄榄油富含不饱和脂肪酸，可以促进胎儿神经系统发育，又不会引起孕妈妈血脂升高。

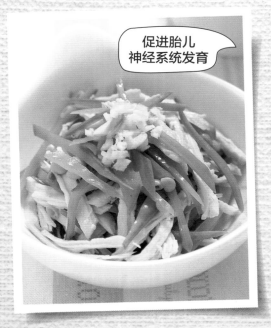

叶酸 阻止畸形的发生

不该留下遗憾的事儿

第一个月没补叶酸

好遗憾呀

宝妈：我是意外怀孕，没有备孕，也没有提前补叶酸，怀上1个月后知道怀孕，才开始补叶酸，差点错过了补叶酸的关键期。当时真的很纠结，怪自己太粗心大意了，这真的是完全可以避免的事，我一直为此深表遗憾。

补叶酸又喝了含叶酸的孕妇奶粉

好遗憾呀

宝妈：我从备孕期就开始补叶酸了，怀孕以后我还经常喝孕妇奶粉。起初也并没有在意，后来发现我的孕妇奶粉里也是添加了叶酸的，所以就担心会不会补过量，并因此认为自己太大意了，遗憾不已。

补叶酸时间很关键

不留遗憾

李大夫：叶酸能有效预防胎儿神经管畸形，补充的时间点很关键，怀孕后的前3个月一定不能缺乏，同时应该持续整个孕期和哺乳期都补。如果怀孕后才开始补也不要过分担忧，但孕期一定要注意产检，并把这一情况向医生如实反应。

计算营养素总量，避免过量

不留遗憾

李大夫：如果长期补充膳食补充剂或者叶酸片，同时又进食了强化含叶酸的孕妇奶粉等食物，那就要计算一下叶酸的总量。如果不知道该怎么计算，最好咨询医生，在医生指导下服用，以免过量。叶酸过量和缺乏都有危害，其他营养素也不是越多越好。不过叶酸是水溶性维生素，过量的情况不多，不用太担心。

叶酸为什么重要

叶酸的每日需求量

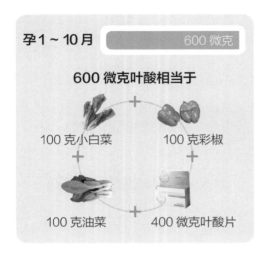

孕1~10月　　　　　　　600 微克

600 微克叶酸相当于

100 克小白菜　＋　100 克彩椒

＋

100 克油菜　＋　400 微克叶酸片

　　叶酸是一种水溶性维生素，对于细胞分裂和组织生长都有重要作用，是胎宝宝大脑发育的关键营养素。孕前3个月以及孕期补叶酸，可最大限度预防胎儿神经管畸形。母体叶酸缺乏会导致胎儿神经管闭合不正常，甚至造成无脑儿、胎儿智力低下、脊柱裂等出生缺陷。

牢记四大类高叶酸食物

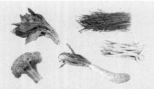

蔬菜，尤其是深色蔬菜

菠菜、韭菜、油菜、西蓝花、莴笋、四季豆等。

注：一般来说，绿叶蔬菜的颜色越绿，含的叶酸就越多。

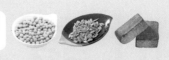

豆类、坚果类

大豆及豆制品、花生（花生酱）、葵花子等。

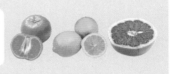

水果，尤其是柑橘类水果

橘子、橙子、柠檬、葡萄柚等。

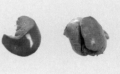

动物肝脏

猪肝、鸡肝等。

　　食物中的天然叶酸具有不稳定性，遇光、遇热容易损失，在储存、烹调加工过程中都会有不同程度的损耗。比如，蔬菜储存2~3天后，叶酸损失一半，加热油炒后的食物，叶酸也所剩并不多。所以仅靠食补往往达不到孕期的叶酸需求，应在食物补充的同时，补服叶酸片。

如何选叶酸片

　　补充叶酸的制剂有单纯的叶酸片，也有含叶酸的复合多维片。复合多维片一般包含孕期多种维生素及矿物质的补充。因为维生素之间和矿物质之间可以协同作用，所以选择复合多维片相比单纯的叶酸片更有益处。

叶酸补过量也无益

《中国居民膳食营养素参考摄入量》建议，叶酸的每天最高摄入限量是 1000 微克，而孕期的适宜摄入量是每天 600 微克。因此孕妈妈日常从饮食、叶酸片、营养强化食品中摄取的叶酸总量最好不少于 600 微克，最多也不要超过 1000 微克。选择膳食补充剂的时候一定要注意剂量，不确定的情况下一定要咨询专业人士。

叶酸过量会消耗体内的维生素 B_{12}，甚至导致出现低体重儿等情况。近年来，人们对叶酸的重视程度已经非常高，叶酸缺乏的孕妈妈比较少，反而出现了一些叶酸过量的孕妈妈，尤其是做试管婴儿的孕妈妈，怀多胎的孕妈妈更要谨防叶酸过量。如果被诊断为叶酸过量，可以采取隔 1 ~ 2 天服用一次 400 微克的叶酸片的方法，当然也可遵医嘱调节叶酸摄入量。对补叶酸过量或者可能过量的人群，要及时监测，补多了就调节或停补，并定期随诊。

有神经管畸形生育史的孕妈妈要增加叶酸量

一般孕妈妈在正常饮食的前提下，每天服用 400 微克的叶酸片就可以了，但是有不良妊娠史，曾经生育过畸形胎儿以及亚甲基四氢叶酸还原酶（MTFHR）缺陷的孕妈妈，需要适当加量。如果有这些情况，一定要特别对产检医生说明情况，并按照要求剂量服用，该补的时候补，该停的时候停，并定期复查。

哺乳期也需要补叶酸

妈妈不只在孕期需要注意补充叶酸，哺乳期每天也要达到 550 微克的叶酸摄入量才能满足需要。乳汁中的叶酸含量不足，会影响宝宝的大脑发育。

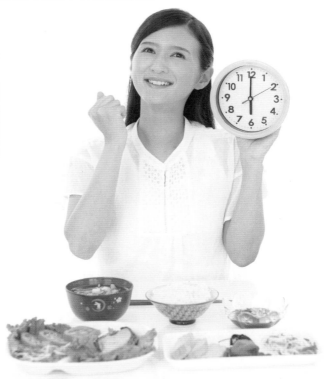

菠菜拌绿豆芽

材料　菠菜 200 克，绿豆芽 100 克。

调料　白糖、醋、香油各 5 克，盐 2 克。

做法

1. 菠菜择洗干净，放入沸水中焯透，捞出切段；绿豆芽掐头、根，烫熟。

2. 将菠菜段、绿豆芽盛入碗中，加入盐、醋、香油、白糖，拌匀即可。

功效：菠菜富含膳食纤维、叶酸，绿豆芽富含维生素 C、膳食纤维、B 族维生素等，这道菜可以预防便秘，还能为孕妈妈补充叶酸和维生素 C。

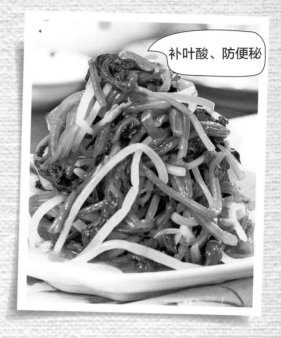

补叶酸、防便秘

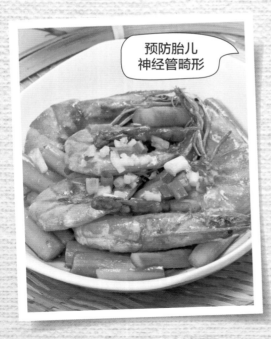

预防胎儿神经管畸形

鲜虾芦笋

材料　鲜虾 200 克，芦笋 300 克。

调料　鸡汤、姜片、盐、淀粉、蚝油各适量。

做法

1. 鲜虾挑去虾线，洗净后用厨房纸巾吸干表面的水，用盐、淀粉拌匀；芦笋洗净，切条，焯水沥干。

2. 锅中倒油烧热，将虾倒入锅内煎熟，捞起滤油；用锅中余油爆香姜片，加入虾、鸡汤、蚝油炒匀，出锅浇在芦笋上即可。

功效：芦笋的叶酸含量很高，虾富含矿物质和蛋白质，对预防胎儿神经管畸形有益，还能促进孕妈妈的新陈代谢，预防便秘。

维生素 B₆、
维生素 B₁₂
保证胎儿的正常发育

烂嘴角只补维生素 B₂

好遗憾呀

宝妈： 我隔一段时间就会烂嘴角，怀孕的时候也出现了三四次。我见怪不怪了，每次就是吃维生素 B₂，并没有想到可能是缺乏其他营养素。后来知道可能是缺维生素 B₆ 导致的，担心宝宝是否在妈妈肚子里缺维生素 B₆，并为此一直感到深深的遗憾。

烂嘴角也可能
是缺乏维生素 B₆

不留遗憾

李大夫： 口角炎俗称烂嘴角，可能是缺维生素 B₂ 也可能是缺维生素 B₆，这两个营养素关系密切，缺乏维生素 B₆ 常伴有维生素 B₂ 缺乏。经常患口角炎可以从饮食上加以调节，多吃一些富含 B 族维生素的食物，比如粗粮、大豆、豆制品、牛奶、鱼类和新鲜蔬果等。

不吃肉而缺乏维生素 B₁₂

好遗憾呀

宝妈： 我不是素食者，但不爱吃肉，尤其排斥鸡肉，不想看见跟鸡肉有关的食物。到孕中期的时候经常感觉疲劳、没力气、情绪也低落。后来咨询了医生，饮食中增加了肉类，还补了一段时间含有维生素 B₁₂ 的维生素制剂，症状有所改善。现在想来有所遗憾，要是孕期饮食均衡就好了。

补足维生素 B₁₂，
避免巨幼红细胞贫血

不留遗憾

李大夫： 脸色苍白、容易焦虑、长期嗜睡、没有力气，极可能是缺乏维生素 B₁₂，严重时可能会导致巨幼细胞性贫血。膳食中保证动物肝脏、肉类、鱼、蛋等的摄入，一般不容易出现缺乏维生素 B₁₂ 的情况。

维生素 B$_6$ 和维生素 B$_{12}$ 的每日需求量

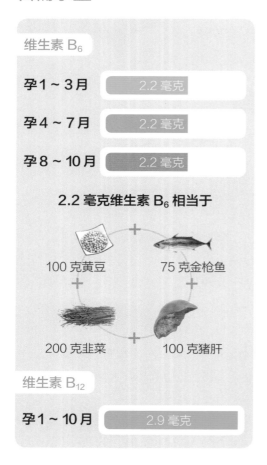

维生素 B$_6$

孕 1 ~ 3 月   2.2 毫克

孕 4 ~ 7 月   2.2 毫克

孕 8 ~ 10 月   2.2 毫克

2.2 毫克维生素 B$_6$ 相当于

100 克黄豆   +   75 克金枪鱼

200 克韭菜   +   100 克猪肝

维生素 B$_{12}$

孕 1 ~ 10 月   2.9 毫克

重要的维生素 B$_1$ 和维生素 B$_2$

B 族维生素家族中还有两种对孕期有益的维生素——维生素 B$_1$ 和维生素 B$_2$，孕妈妈适当补充，能有效获益。维生素 B$_1$ 可维持神经系统的正常功能，孕晚期补充足够的维生素 B$_1$，能减少分娩痛。维生素 B$_2$ 又称核黄素，可提高机体对蛋白质的利用率，促进生长发育，还参与红细胞的形成，有助于铁的吸收。

妊娠剧吐与缺乏维生素 B$_6$ 有关

适当补充维生素 B$_6$ 有助减轻妊娠反应，花生、鸡肉、蛋黄、大豆、鱼肉、燕麦等食物都是维生素 B$_6$ 的食物来源。妊娠剧吐时可以在医生指导下口服维生素 B$_6$ 片剂，但要强调，一般症状的孕吐不要擅自服用。

不要想当然地认为多服点维生素 B$_6$ 既能止吐又能补维生素。其实不然，如果过量或长期服用维生素 B$_6$，宝宝出生后可能出现易兴奋、易哭闹等异常表现。如果真需要补充，也一定要在医生的指导下。

缺乏维生素 B$_{12}$ 有什么危害

维生素 B$_{12}$ 缺乏可能会出现贫血、神经系统病变、胃肠道病变、口腔黏膜出血等症。长期素食者，胃肠道疾病患者，服用二甲双胍等药物者，还有受遗传因素影响的孕妈妈容易缺乏维生素 B$_{12}$。

建议选择动物肝脏、肾脏、肉类、蛤类、蛋、牛奶、乳酪、乳制品、腐乳等补充维生素 B$_{12}$。药物纠正可在医生指导下服用维生素 B$_{12}$ 片。

蜜汁鸡肝

材料 鸡肝 150 克，蜂蜜 15 克。

调料 盐、淀粉、葱花、姜丝、香油各适量。

做法

1. 鸡肝去除表面的污物，洗净，切片，加入蜂蜜、盐、姜丝拌匀。

2. 把鸡肝码入盘中，撒匀葱花，表面淋1 勺香油，放入蒸锅中蒸熟即可。

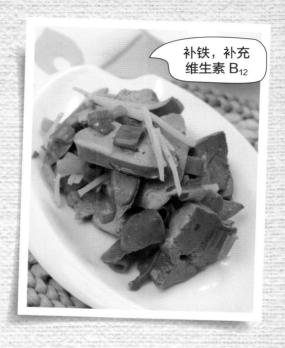

补铁，补充维生素 B₁₂

功效：这道菜中含有丰富的维生素 B₁₂，特别适合因缺乏维生素 B₁₂ 引起贫血的孕妈妈食用。

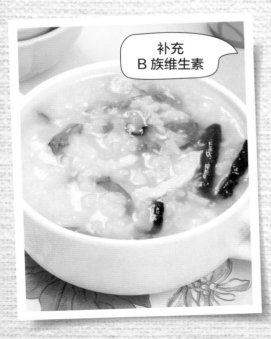

补充 B 族维生素

香菇滑鸡粥

材料 大米、鸡胸肉各 100 克，鲜香菇80 克，生菜 20 克，鸡蛋清 1 个。

调料 盐、香油、淀粉、料酒各适量。

做法

1. 大米洗净；鲜香菇洗净，切片；鸡胸肉洗净，切丝，加鸡蛋清、淀粉、料酒抓匀，腌渍 5 分钟；生菜洗净，切丝。

2. 大米放入锅中，加水大火烧开，转小火煮 25 分钟，然后将鲜香菇片、鸡胸肉丝放入锅内，再煮 3 分钟，最后放入生菜关火，加盐、香油调匀即可。

维生素A
眼睛和皮肤需要它

好遗憾呀 　孕期排斥猪肝

　宝妈：我是电脑一族，平时用眼多，都说猪肝对眼睛好，怀孕之前我经常吃，也很喜欢吃卤猪肝、盐水猪肝。很奇怪的是，自从怀孕以后别说吃，就是一想起猪肝就反胃，整个孕期都没有吃一口。我的宝宝现在两岁了，也不喜欢吃猪肝，不知道是不是跟我怀孕时不吃猪肝有关系。如果有关系，我觉得很遗憾。

不留遗憾 　排斥某样食物 就用其他食物代替

　李大夫：怀孕后突然特别喜欢某样食物或排斥某样食物，是正常反应。如果排斥猪肝也不必强吃，补充维生素A完全可以通过用其他食物，比如鸡肝、鸭肝，或者多吃胡萝卜、西蓝花、芒果、南瓜等。宝宝出生后不爱吃猪肝，可能跟烹调方法有关，试试更换下菜谱，如果还是不接受，也不必勉强。

好遗憾呀 　不知道自己到底缺什么维生素

　宝妈：我怀孕的时候，就是购买的复合维生素：维生素A、叶酸、维生素C等都是有的，并没有搞清楚自己到底缺什么、不缺什么。现在想想，这样一股脑补也挺危险的，不免为此遗憾。

不留遗憾 　在专业指导下补充

　李大夫：当孕妈妈饮食不均衡，或存在某些孕期并发症等，是需要给予相应的膳食补充剂的，但一定要在专业指导下补充。如果不确定自己的身体是否缺乏某种营养素，或者没有明确的缺乏表现，不确定是否需要补充，要去咨询营养师，做相关的饮食评估，不建议擅自补充。

不该留下遗憾的事儿

维生素 A 是一把双刃剑

维生素 A 的每日需求量

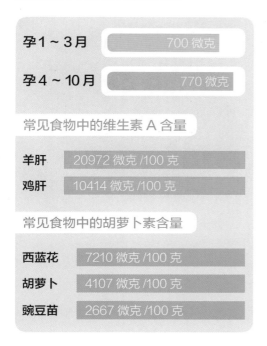

| 孕 1 ~ 3 月 | 700 微克 |
| 孕 4 ~ 10 月 | 770 微克 |

常见食物中的维生素 A 含量

| 羊肝 | 20972 微克 /100 克 |
| 鸡肝 | 10414 微克 /100 克 |

常见食物中的胡萝卜素含量

西蓝花	7210 微克 /100 克
胡萝卜	4107 微克 /100 克
豌豆苗	2667 微克 /100 克

维生素 A 可以促进胎宝宝视力发育，保证视紫红质的合成，还能维持胎宝宝骨骼正常发育、生长以及生殖功能的发育，促进蛋白质的生物合成。孕妈妈如果缺乏这种物质，容易造成胎儿畸形、神经系统异常和眼发育不良。

维生素 A 不能缺乏，更不宜过量。一般来说，维生素 A 侧重食物补充。饮食均衡的孕妈妈不用特意补充维生素 A，如果早孕反应严重、食欲差或者日常饮食调节不够而导致维生素 A 缺乏，可适当补充，但忌过量。大剂量补充维生素 A 对人体有毒性，又会通过胎盘传递给胎儿，容易导致胎儿畸形、流产。

如何通过食补获取维生素 A

维生素 A 只存在于动物性食物中，绿色、黄色、红色的植物性食物中的胡萝卜素等可在体内转变成维生素 A。获取维生素 A 可以选择动物肝脏、猪肉、牛肉、羊肉、鸡蛋黄等，也可以选择富含胡萝卜素的黄绿色蔬菜和水果，如西蓝花、胡萝卜、红薯、茴香、荠菜、芒果等。胡萝卜素除了可以转化成维生素 A 以外，还有抗氧化、抗癌的作用，有助于降低胆固醇含量。

如何促进胡萝卜素的吸收

富含胡萝卜素的食物需要热吃，或和其他含有油脂的食物一起吃。这样才可以更好地吸收胡萝卜素，比如胡萝卜用油炒着吃、与肉类搭配吃，能大大提高胡萝卜素的吸收。

肉丝炒胡萝卜

材料 胡萝卜丝 200 克，肉丝 100 克。

调料 葱末、姜末各 3 克，盐 4 克，料酒 5 克、酱油 10 克，淀粉适量。

做法

1. 肉丝用 5 克酱油、淀粉抓匀腌渍 10 分钟。
2. 油烧热，爆香葱末、姜末，倒肉丝、料酒、剩余酱油翻炒，倒胡萝卜丝炒熟，加盐即可。

功效：胡萝卜与肉同炒，其所含的胡萝卜素在人体的吸收率大大提高，有利于促进胎儿视网膜的发育。

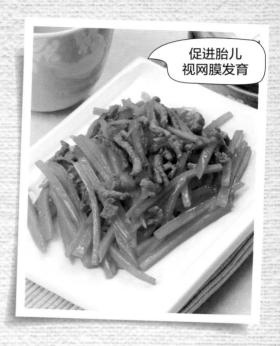

促进胎儿视网膜发育

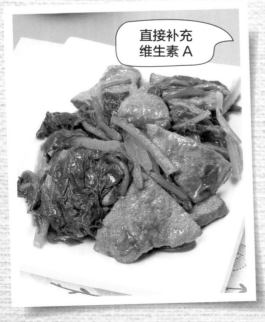

直接补充维生素 A

菠菜炒猪肝

材料 猪肝 250 克，菠菜 100 克。

调料 水淀粉 30 克，料酒 10 克，葱末、姜末、蒜末、白糖各 5 克，盐 3 克。

做法

1. 猪肝洗净，切片，加一部分水淀粉、料酒抓匀上浆；菠菜择洗干净，焯水，捞出沥干，切段。
2. 锅置火上，倒油烧至六成热，炒香葱末、姜末、蒜末，放猪肝片炒散，放菠菜段、白糖炒匀，调盐，用剩余水淀粉勾芡即可。

钙 构建宝宝的牙齿和骨骼

不该留下遗憾的事儿

发现腿抽筋了才开始补钙

好遗憾呀

宝妈：我怀孕的时候也知道要补钙，但是看网上有帖子说补钙补多了，孩子会出牙早，甚至导致胎儿骨骼钙化，我当时饮食挺均衡的，认为每天都喝一杯牛奶，就不用补钙剂了。直到孕九个月的时候，夜里睡觉经常小腿抽筋，我意识到问题的严重性，才开始补充钙剂。现在总觉得补得太晚了，很遗憾。

孕中期开始补钙

不留遗憾

李大夫：孕早期，如果膳食平衡，有每天喝奶的习惯，并且饮食中有一定量的大豆及豆制品摄入，可以不必刻意增加钙的摄入。但是从孕中期开始，胎儿的骨骼快速发育，对钙的需求大增，孕妈妈的钙摄入量就要跟上。食补的同时，在医生的指导下服用钙剂是很必要的。

吃虾皮补钙

好遗憾呀

宝妈：听说虾皮中钙的含量特别高，我就买了很多虾皮，装到一个瓶子里，放在餐桌上，平时吃饭的时候就加点虾皮。有一次产检，发现血压有点高，医生嘱咐不要吃得太咸，我检查自己的饮食，才意识到可能是总吃虾皮导致的。现在总为此感到遗憾。

吃虾皮时要少放盐

不留遗憾

李大夫：虾皮中的钙含量确实很高，但虾皮含盐多，吃多了容易导致盐分摄入过多。所以需要注意的是，吃虾皮之前一定要先泡一泡洗一洗，尽量洗去大量的盐，也可以用虾皮调味、煮汤或拌馅，同时减少用盐量。

孕期缺钙的影响

钙的每日需求量

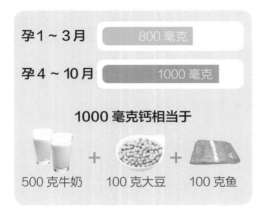

孕 1~3 月   800 毫克

孕 4~10 月   1000 毫克

1000 毫克钙相当于

500 克牛奶 + 100 克大豆 + 100 克鱼

胎儿所需的钙都是从母体获得的，尤其从孕中晚期开始，胎儿加速对钙的吸收和贮存。足月儿骨骼的钙，80% 是在孕晚期从母体中获得的。如果得不到充足的钙，胎儿就会争抢母体的钙，从而使孕妈妈血钙降低，诱发小腿抽筋，严重时出现骨质疏松、骨质软化，还容易增加妊娠高血压的危险。而母体缺钙，孩子易患新生儿佝偻病和低血糖。孩子出生后体内钙储备不足，对骨骼和牙齿也会有所影响。

哪些食物含钙高、吸收好

整体来讲，在补钙方面，动物性食物及大豆、豆制品的吸收率更好。其他植物性等食物往往受其所含的草酸、植酸等的影响，吸收率不够理想，只能当做一种补充而不能作为主要补钙手段。

孕妈妈补钙首选牛奶、酸奶、奶酪等，虽然它们的钙含量不是最高的，但是所有食物里钙吸收最好的。因此，孕早期应保证每天摄入奶及奶制品 300 克，孕中晚期每天要将牛奶摄入量增加至 500 克，或与牛奶钙含量相当的其他奶制品。

此外，海米、虾皮、鱼类和贝类等钙含量较高，大豆、豆腐干、坚果、芝麻酱、紫菜等也是膳食钙的重要来源。

你还在用骨头汤补钙吗

骨头本身确实含钙，但是里面的钙很难溶解出来，单纯靠喝骨头汤达不到补钙的效果。如果把骨头敲碎烹调，再适当加点醋可促进钙质溶出，但效果也很有限，不值得推荐。

乳糖不耐受的孕妈妈，可以通过喝酸奶或食用不含乳糖的奶粉达到补钙效果。

常见食物中的钙含量（每100克可食部）

虾皮	991 毫克
芝麻酱	612 毫克
海米	555 毫克
奶酪	445 毫克
河虾	325 毫克
海带（泡发）	241 毫克
杏仁	174 毫克
酸奶	160 毫克
黄豆	123 毫克
牛奶	85 毫克

维生素 D 促进钙吸收，晒晒太阳就够用

维生素 D 是钙的好搭档，可以全面调节钙代谢，增加钙在体内的吸收。维生素 D 主要存在于鱼类、动物肝脏、蛋黄等。同时它还是唯一一个主要不是通过食物获取的营养素，通过晒晒太阳，皮肤就能自行合成，一般成年人晒 10 ~ 12 分钟的太阳，就可以免费获得 10000 国际单位维生素 D。所以孕妈妈多进行阳光浴，多增加户外活动，能提高体内维生素 D 的含量，提升补钙效果。

孕期缺乏维生素 D 的危害

维生素 D 除了促进钙吸收这个作用外，还可以帮助治疗某些疾病，比如代谢综合征、自身免疫性疾病、妊娠合并先兆子痫等。而孕妈妈体内一旦缺乏维生素 D 容易出现前置胎盘、妊娠糖尿病、早产等问题。不常吃海产品、缺乏户外运动的孕妈妈，要格外注意维生素 D 的补充。但不是维生素 D 补充越多越好，过量补充维生素 D 可产生毒性。

哪些食物会消耗体内的钙

补钙过程中要注意，吸收率才是王道。钙不是补得越多越好，而是吸收得越多越好。有时虽然你吃了很多高钙食物，但如果被拦截、被消耗，仍无法实现预期的效果，所以要识别这些钙的敌人，聪明避让。

 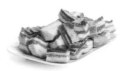

可乐等碳酸饮料
富含磷酸，
降低钙的吸收利用率。

肥肉、黄油
含脂肪酸钙，
钙的吸收不好。

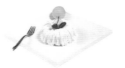 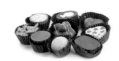

甜点、糖果
含多糖、双糖，
会消耗体内的钙，导致缺钙。

咖啡、巧克力、浓茶
含咖啡因，
加速钙质的流失。

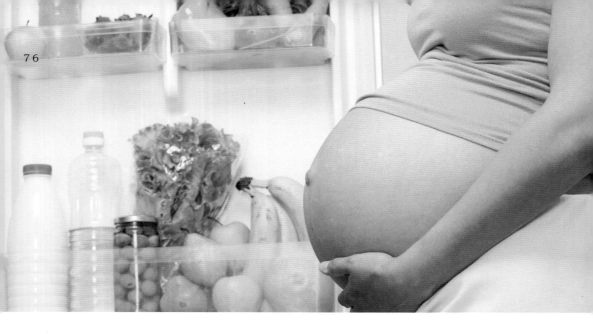

哪些孕妈妈需要补钙剂，如何选择

孕早期时，钙每天需要 800 毫克，饮食均衡的孕妈妈一般可以轻松获取。但从孕中期起，钙摄取量要达到每天 1000 毫克，单纯靠食物供给难度有点大，尤其是对于不喝奶，极少吃海产品的孕妈妈，基本都会摄入不足。这个时候可以在饮食补充的同时，补充钙剂。

服用钙剂要注意什么

1 在选择钙剂的时候要注意看，有的产品直接注明的是纯钙的含量，而有的标注的则是碳酸钙或者柠檬酸钙等钙盐的含量。这两者不是等同的，要注意推算自己所需的量，1 克碳酸钙中含有 0.4 克钙。

2 补钙过程中，如果漏服了，也不必下一次补回来，否则容易造成胃部不适和便秘。

3 如果钙片的片剂过大，可以选择单粒体积小的。这样方便吞服，也不容易卡在食道中。

4 最好在吃饭的时候服用钙片，这样可以减少对消化道的影响。

5 服用钙剂的时间要和喝牛奶、酸奶的时间间隔开，否则乳制品中的钙加上钙剂中的钙，一次性摄入太多，吸收率受影响。

分类	钙剂	吸收率
无机钙	碳酸钙（含钙量 40%）	差别不大，无本质区别
有机酸钙	柠檬酸钙（含钙量 21%）、乳酸钙（含钙量 13%）、葡萄糖酸钙（含钙量 9%）	
螯合钙	氨基酸螯合钙（含钙量与氨基酸种类有关）	

红豆双皮奶

材料　牛奶 240 克，熟红豆 20 克，鸡蛋清 2 个。

调料　白糖 20 克。

做法

1. 鸡蛋清中加入白糖搅拌均匀。
2. 牛奶用中火煮开，倒入碗中，放凉后表面会结成一层奶皮。拨开奶皮一角，将牛奶倒进蛋清中，碗底留下奶皮。
3. 把蛋清牛奶混合物沿碗边缓缓倒进留有奶皮的碗中，奶皮会自动浮起来。蒙上保鲜膜，隔水蒸 15 分钟，关火闷 5 分钟，冷却后加熟红豆即可。

功效：牛奶中钙的吸收率很高，还富含优质蛋白质，红豆可以提供钙和膳食纤维等营养素，常吃可补钙、预防腿抽筋。

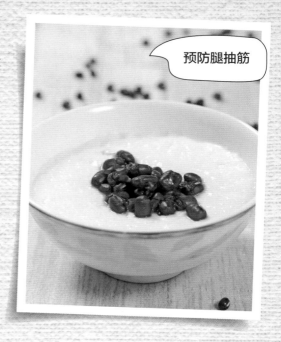

预防腿抽筋

排骨豆腐虾皮汤

材料　排骨 250 克，豆腐 300 克，虾皮 5 克，洋葱 50 克。

调料　姜片、料酒、盐各适量。

做法

1. 排骨洗净，斩段，用沸水焯烫，撇出浮沫，捞出沥干水分；豆腐切块；洋葱去老皮，洗净，切片；虾皮泡洗干净。
2. 将排骨段、姜片、料酒放入砂锅，加适量水，大火煮沸，转小火继续炖煮至八成熟，加豆腐块、虾皮、洋葱片，继续小火炖煮至熟，加盐调味即可。

功效：排骨、虾皮和豆腐都是富含蛋白质、钙，可有效补充多种营养素，预防骨质疏松。

注：只喝汤起不到补钙作用，喝汤又吃肉补钙效果好。

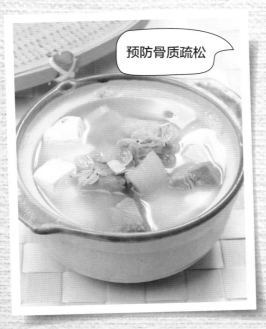

预防骨质疏松

铁 孕期需求量大增

不该留下遗憾的事儿

一直吃红枣还出现了贫血

好遗憾呀

宝妈： 我孕前就不胖，属于比较骨感的，怀孕以后我的好朋友就一再嘱咐我千万注意补铁。因为我的好朋友当时刚生完宝宝，但因为贫血而早产了一个月。虽然我一直有心理准备，经常吃红枣、红糖，但怀孕六七个月的时候查血常规还是轻微贫血，真是遗憾。

补铁不要选错食物

不留遗憾

李大夫： 除了选择高铁食物以外，也要注意吸收的问题。比如红糖虽然含有一些铁，但是在人体的吸收率并不高，红枣含铁高，也有吸收率不高的问题，经常吃这些食物可以起到一点辅助效果。但不宜把它们当做预防贫血的关键手段，红肉类、肝脏、动物血才是补铁的主力。

服用铁剂牙齿黑、便秘

好遗憾呀

宝妈： 我怀孕6个月的时候开始服用铁剂。服用一段时间后发现牙齿变黑了，而且一服铁剂就便秘。后来就停服了，我对此深感遗憾，特别担心宝宝因为我的鲁莽行为贫血。

试试少量多次服用

不留遗憾

李大夫： 服用铁剂会有牙齿变黑的情况，停服后会消失。吃铁剂也可能导致便秘。如果情况严重，先检查一下是否剂量过大，如果剂量合适，先每天减少用量，再逐渐减至需要的量，或者把一天的剂量分成几份多次服用。同时喝点李子汁，通便、又能促进铁吸收。如果还是不能缓解，要咨询医生。

孕期缺铁易致缺铁性贫血

铁的每日需求量

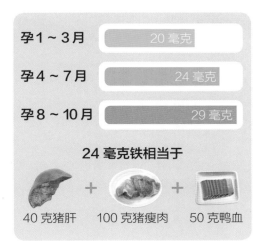

孕1～3月	20 毫克
孕4～7月	24 毫克
孕8～10月	29 毫克

24 毫克铁相当于

40 克猪肝 ＋ 100 克猪瘦肉 ＋ 50 克鸭血

铁参与血红蛋白的形成，促进造血，还参与氧的运输和热量代谢，是预防贫血的最主要干预手段。

孕妈妈整个孕期对铁的需求量都比较多。如果铁的摄入量不足，孕妈妈可能会发生缺铁性贫血。贫血会导致子宫缺血，容易发生妊娠高血压综合征，严重贫血的孕妈妈容易患产褥感染。贫血孕妇的胎儿出现早产、死产的概率高于正常孕妇。有研究表明，妈妈孕期缺铁会导致孩子智力下降5～8分。

孕中期，母体血液扩容，胎儿的营养素需求增加，所以对铁的需求量也增加，此时孕妈妈铁摄入量不足，极易发生贫血。

妊娠期贫血对胎宝宝的影响

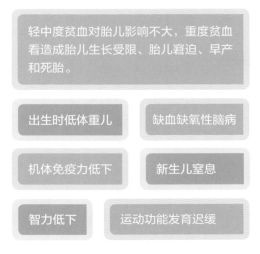

轻中度贫血对胎儿影响不大，重度贫血看造成胎儿生长受限、胎儿窘迫、早产和死胎。

出生时低体重儿　　缺血缺氧性脑病

机体免疫力低下　　新生儿窒息

智力低下　　运动功能发育迟缓

如何判断是否缺铁

孕妈妈如果时常感到疲惫、虚弱、眩晕、食欲减退、情绪低落，则有可能缺铁。当体内缺铁严重的时候，会引起贫血症状，表现为面色苍白、疲劳头晕、心悸等。最准确的判断方法是通过血常规化验单和铁营养状态的检查来获悉是否贫血。

既缺钙又缺铁，怎么补

钙会抑制铁吸收，反之亦然。因此，孕妈妈需要口服钙剂时，最好空腹或睡前服用，以免抑制食物中铁的吸收，导致缺铁性贫血。而需要服用铁剂时，要与钙剂隔开一段时间，不要同时服用，比如铁剂餐后服用，钙剂睡前服用。

血常规检查单

白细胞（WBC）
参考范围为（3.50 ~ 9.50）×10^9/升，白细胞是细胞免疫系统的重要成员，当机体受到感染或异物入侵时，血液中的白细胞数量会升高。但孕妈妈的白细胞会有生理性（正常）升高。若有发热、皮疹等不适症状，白细胞会明显增高，要考虑感染的可能性。

血红蛋白（HGB）
参考范围为110 ~ 150克/升，低于110克/升提示贫血。贫血可引起早产、出生时低体重儿等问题。

红细胞压积（HCT）
参考范围为35.0% ~ 50.0%，如高于50.0%，就意味着血液浓缩。要请医生排查妊娠并发症。

中性粒细胞百分比（NEUT%）
参考范围为50.0% ~ 75.0%，超出此范围说明有感染的可能。

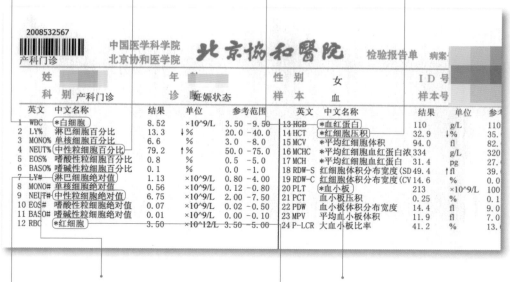

中性粒细胞绝对值（NEUT#）
参考范围为（2.00 ~ 7.50）×10^9/升，超出此范围说明有感染的可能。

血小板（PLT）
参考范围为（100 ~ 350）×10^9/升。低于100×10^9/升，说明凝血功能出现了问题。

淋巴细胞绝对值（LY#）
正常值为（0.80 ~ 4.00）×10^9/升，超出此范围说明有感染的可能。

红细胞（RBC）
参考范围为（3.50 ~ 5.00）×10^{12}/升，测定单位体积血液中红细胞的数量，低于正常范围代表血液系统出现了问题。

哪些食物补铁好，哪些食物吃了却不吸收

铁元素分两种，血红素铁和非血红素铁。前者多存在于动物性食物中，后者多存在于蔬果和全麦食品中。单纯从吸收率上看，血红素铁更容易被人体吸收，而且不容易受干扰因素的影响。植物性食物中铁的吸收率相对较低，还容易受到植酸、草酸等的干扰和影响。因此补铁可以肉类食物为主，植物性食物为辅，诸如红枣、桂圆、桑葚、豆腐丝、腐竹、黑芝麻等也对预防贫血有一定益处。

吃肉补铁要警惕脂肪和胆固醇

补铁应该首选动物性食物，比如牛肉、动物肝脏、动物血等，同时还能保证优质蛋白质的供应。但是肉类补铁也容易导致脂肪、胆固醇摄入过多。像上文提到的，24毫克的铁大概需要40克猪肝、100克猪瘦肉、50克鸭血的量，摄入这么多肉类又想不多摄入脂肪和胆固醇，是不容易做到的。所以大部分需要借助铁剂来予以补充。

蔬果中的维生素 C 能改善贫血

蔬果中的铁虽然不易吸收，但是其所含的维生素 C 却能促进铁的吸收，帮助制造血红蛋白，改善孕妈妈贫血症状。因此要经常吃富含维生素 C 的蔬果，如鲜枣、橙子、猕猴桃、樱桃、柠檬、西

蓝花等，或喝鲜榨的蔬果汁，都有利于改善贫血。

哪些孕妈妈需要服用铁剂，口服铁剂要注意什么

对于膳食营养不足或不均衡的孕妇，以及多胎妊娠、既往有饮酒习惯、有人类获得性免疫缺陷病毒（HIV）感染的孕妈妈，以及已出现明显缺铁性贫血的孕妈妈，应在医生的指导下选择胃肠容易接受和吸收的铁剂。

服用铁剂时要注意下面三方面。

1 饭后服用能减少铁剂对胃肠道的刺激。服用铁剂后可能会有恶心、呕吐，甚至有腹泻、便秘等不良反应，一般饭后服用这些症状可以有所改善。

2 补铁的药物不要和钙片、牛奶同时服用，最好间隔 2 小时，否则影响铁的吸收。

3 茶、咖啡等不建议孕妈妈饮用，会干扰铁的吸收和利用。

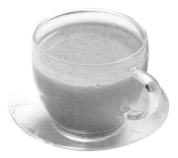

鲜果汁富含大量的维生素 C，要现打现喝，以免维生素 C 流失。喝时最好不要额外加糖。

沙茶牛肉

材料　牛肉 300 克，青椒丝 100 克。

调料　沙茶酱 25 克，香菜段 20 克，淀
　　　粉、料酒各 15 克，蚝油、姜末各
　　　5 克，盐 3 克。

做法

1. 牛肉洗净，切薄片，加料酒、盐、蚝
   油、淀粉腌渍入味。
2. 锅置火上，倒油烧至六成热，放入牛
   肉片炒至变色，盛起待用。
3. 锅置火上，倒油烧热，爆香姜末，放
   入青椒丝翻炒，加牛肉片快速翻炒，
   再加沙茶酱炒匀，撒香菜段即可。

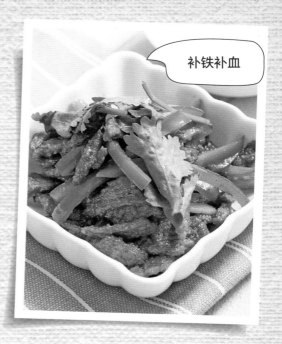

补铁补血

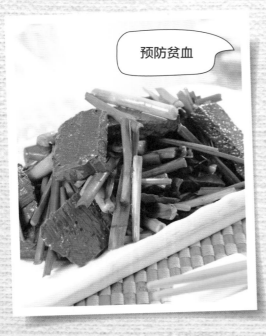

预防贫血

韭菜烧猪血

材料　猪血 200 克，韭菜 50 克。

调料　葱花、盐各适量。

做法

1. 猪血洗净，切块；韭菜择洗干净，切
   寸段。
2. 油锅烧热，撒入葱花炒出香味，倒入
   猪血块翻炒均匀，加少许清水大火烧
   沸，转小火烧 8 分钟，放入韭菜段炒
   熟，用盐调味即可。

功效：猪血富含铁，在人体的吸收率很高；
韭菜富含膳食纤维、胡萝卜素等物质，可以
通便，预防便秘。

碘 与胎儿的甲状腺功能密切相关

不该留下遗憾的事儿

补的 DHA 可能含碘

好遗憾呀

宝妈：我在孕期尿多，晚上睡不好。后来查了尿碘，显示偏高，医生让注意碘的摄入不要过多，我饮食上注意了。可忽略了孕期一直在补的 DHA，后来才听说 DHA 可能是含碘的。我一直担心碘吃多了，遗憾啊！

高碘孕妈妈慎服 DHA

不留遗憾

李大夫：高碘孕妈妈要根据医生的嘱咐适当限制碘的摄入，少食或禁食海鲜、紫菜、海带，甚至考虑使用无碘盐。选择综合性膳食补充剂的时候要选择不含碘的，补充 DHA，也要确定其是否含碘。

很少吃海产品，只吃碘盐

好遗憾呀

宝妈：我在孕期经常听说关于碘多了不好，碘少了又有危害，感觉很难把握如何补碘适量。所以我基本上就是吃碘盐，没有特别增加海产品的摄入。后来了解了一些孕期营养知识，感觉碘可能摄入少了，有点遗憾。

碘盐和适量的海产品避免碘缺乏

不留遗憾

李大夫：一般来说，食用碘盐可获得推荐量的一半，最好每周吃 1～2 次富含碘的海产品，比如海带、紫菜、裙带菜、海鱼等，可以提供足够的碘。患地方性甲状腺肿的妇女怀孕后更要注意碘的摄取。必要时要在医生指导下服碘化钾。

碘和甲状腺的关系非常密切

碘的每日需求量

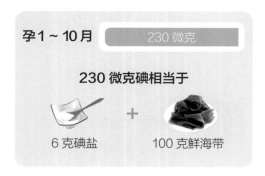

孕1~10月　　230微克

230微克碘相当于

6克碘盐　＋　100克鲜海带

碘是甲状腺素的组成成分，是维持人体正常发育不可缺少的元素，对胎儿、新生儿、儿童和成人都可能产生影响。胎儿期如果缺碘，会导致大脑皮质发育不全，还可能引起散发性克汀病（呆小症），而这种损害通常是无法逆转的。

胎儿大脑以及全身的生长发育，都需要一种叫甲状腺素的物质。胎儿需要的甲状腺素，一部分由母体供应，一部分靠胎儿自己的甲状腺制造，在制造过程中需吸收足够的碘。

适宜的碘摄入对维持母胎体内碘平衡有着决定性作用，但过量摄入也存在一定的危害，可能会导致孕妈妈高碘性甲状腺疾病，继而导致甲状腺功能减退。

碘盐加上适量海产品，充足补碘

孕期所需要的碘，主要来自于食物，其次为饮水和食盐。海产品的含碘量很高，如海带、紫菜、鲜海鱼、干贝、海参、海蜇等。其次是蛋、奶含碘量相对较高，然后是肉类。沿海地区的孕妈妈，不要单纯依靠海鲜补碘，长期大量食用海产品易增加痛风的发病率，应平衡膳食，多渠道补碘。而对于素食孕妈妈，不吃动物性食物，应注意通过食用海带、紫菜等补碘。

碘盐如何使用效果最好

每克碘盐含碘20~30微克，所以我们可通过食用碘盐这一简单、安全、有效和经济的补碘措施，来预防碘缺乏。

碘盐是用碘酸钾按一定比例与普通食盐混匀。由于碘是一种比较活泼、易挥发的元素，含碘食盐在贮存期间可损失碘20%~25%，加上烹调方法不当又会损失15%~50%，所以需要正确保存和食用碘盐。

1 一定要购买标有碘盐标志，最好不要一次购入很多，随吃随买。

2 放在有盖的容器中，以避免盐长时间暴露在空气中，同时要放置在低温、干燥处。贮存时盖要盖严。

3 炒菜或做汤，最好在即将出锅时加盐，以免高温使碘流失。

胡萝卜炒海带丝

材料 胡萝卜 50 克，水发海带 100 克，青椒 50 克。

调料 葱花、蒜片、酱油各 5 克，盐适量。

做法

1. 胡萝卜洗净，切丝；海带洗净，切丝；青椒洗净，去蒂，切丝。

2. 锅置火上，倒入植物油烧至六成热，下入蒜片、葱花爆香，放入胡萝卜丝炒至七成熟，再放入海带丝翻炒片刻，放入青椒丝炒至熟，最后加入盐和酱油，炒匀即可。

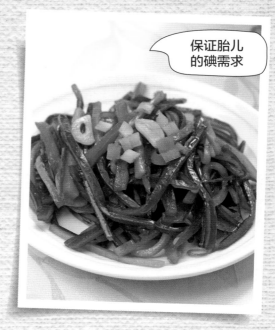

保证胎儿的碘需求

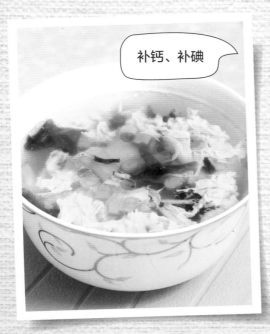

补钙、补碘

紫菜虾皮蛋花汤

材料 紫菜 5 克，虾皮 10 克，黄瓜 50 克，鸡蛋 1 个。

调料 盐 2 克，葱花、香油各适量。

做法

1. 紫菜洗净，撕碎，与洗净的虾皮放碗中；鸡蛋磕开，打散；黄瓜洗净，切片。

2. 锅置火上，放油烧热，加入葱花爆香，放适量水烧开，淋入鸡蛋液。

3. 待蛋花浮起时，放黄瓜片稍煮，加盐、香油，把汤倒入紫菜碗中即可。

功效：紫菜富含碘，被人体吸收后可合成甲状腺素，有助于促进胎儿甲状腺的生长发育。

锌 胎儿生长发育的必备营养素

不该留下遗憾的事儿

怀孕时没补锌，孩子出生后缺锌

好遗憾呀

宝妈：我对海鲜过敏，各类海鲜都敬而远之。大概是因为我孕期吃海鲜少，又没有专门补充锌，现在我的宝宝两岁半，不爱吃饭，后来检查发现缺锌。对于孕期没及时补锌，我遗憾不已。

均衡饮食获取足够的锌

不留遗憾

李大夫：海鲜类食物中锌的含量确实要高一些，但是也并不是摄取的唯一途径。全谷物、豆腐等大豆制品、各种瘦肉、花生、芝麻、核桃、蘑菇等都含有锌，一般只要注意饮食均衡，不难获取锌的所需量。如果孕期母体的锌储存不足，容易导致孩子出生后缺锌。

我肠胃不好，吃得太精细导致缺锌

好遗憾呀

宝妈：我一直肠胃不好，平时就很少吃粗粮，怀孕以后也很少吃，吃得最多的就是精米精面了。孕期真的出现有缺乏矿物质的表现，现在想想真是很遗憾。

肠胃不好的人不妨将粗粮细作

不留遗憾

李大夫：精细的谷物加工会导致锌的大量流失。肠胃不好的孕妈妈，可以采用粗粮细作的办法，比如制作前先充分浸泡米和豆，使口感软烂、易于消化。同时增加豆制品、瘦肉、乳制品、海鲜类，也可以获取锌。

锌在孕期的重要作用

锌的每日需求量

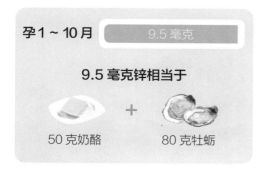

孕 1 ~ 10 月   9.5 毫克

9.5 毫克锌相当于

50 克奶酪   +   80 克牡蛎

锌可以促进胎宝宝神经系统健康发育，预防先天畸形。锌对于骨骼和牙齿的形成、头发的生长都是有帮助的。孕妈妈缺锌会导致妊娠反应加重，出现嗜酸、呕吐加重，还有可能导致产程延长、流产；也会导致宫内胎宝宝发育迟缓，出现早产儿、出生时低体重儿，严重的还会增加胎宝宝畸形，出现脑部中枢神经系统畸形、肝脾肿大等情况。

如何判断孕妈妈是否缺锌

当孕妈妈感觉味觉退化，食欲大减甚至厌食、偏食，经常腹泻，伤口不易愈合的时候，就要怀疑是否缺锌。检测方法一般是血清锌、尿锌。

吃什么最补锌

整体来看，食物中以海产品中的锌含量最多，然后是坚果、蔬菜、谷物等。

常见食物中的锌含量（每 100 克可食部）

扇贝	11.69 毫克
牡蛎	9.39 毫克
酱牛肉	7.12 毫克
奶酪	6.97 毫克
炒葵花子	5.91 毫克
猪肝	5.78 毫克
牛肉	4.73 毫克
腰果	4.3 毫克
豆腐皮	3.81 毫克
黄豆	3.34 毫克

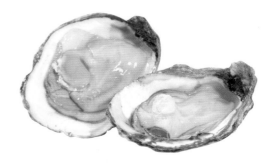

蒜蓉粉丝蒸扇贝

材料 扇贝 350 克（6 个），泡发粉丝、蒜蓉各 50 克。

调料 白糖、豉汁各 5 克，盐 3 克，葱花、姜末各 2 克。

做法

1. 扇贝洗净，用小刀把扇贝肉从贝壳上剔下备用，扇贝壳烫后摆入大盘中。
2. 取一小碗，放入白糖、豉汁、蒜蓉、姜末、盐拌匀。
3. 把粉丝放在贝壳上，然后依次放入扇贝肉，淋上拌好的调料，上笼大火蒸约 5 分钟后取出，撒上葱花即可。

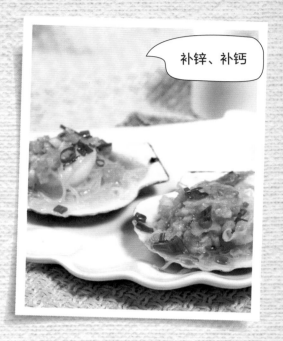

补锌、补钙

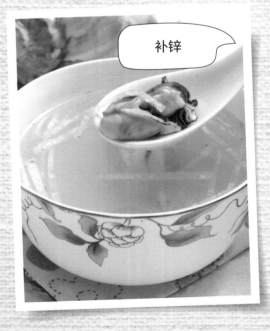

补锌

牡蛎萝卜丝汤

材料 白萝卜 200 克，牡蛎肉 50 克。

调料 葱丝、姜丝各 10 克，盐 2 克，香油少许。

做法

1. 白萝卜洗净，去皮，切丝；牡蛎肉洗净泥沙。
2. 锅置火上，加适量清水烧沸，倒入白萝卜丝煮至九成熟，放入牡蛎肉、葱丝、姜丝煮至白萝卜丝熟透，用盐调味，淋上香油即可。

功效：牡蛎中的锌含量较高，锌可以促进胎宝宝大脑发育，还可以防止孕妈妈倦怠；白萝卜中膳食纤维丰富，可以调理肠胃。

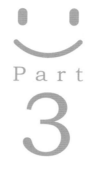

Part

3

孕早期（孕1~3月）不留遗憾营养方案

孕早期如何管理营养

孕早期胎儿发育的特点

孕早期是胎儿从受精卵分裂、着床，直至形成"人形"的阶段，也是细胞分化、器官形成的重要阶段，尤其是脑和神经系统发育最迅速。此期某些营养素不足或过多，将影响胎儿器官发育，甚至发生畸形，因此做好孕早期的营养管理非常重要。

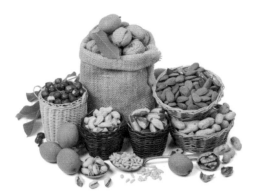

孕早期每日营养素需求量是多少

孕早期的膳食原则

1 孕早期，胚胎发育缓慢，孕妈妈的基础代谢增加不明显，体重、乳房、子宫的增长都不多。因此这时候的饮食原则是饮食均衡、种类丰富，但是不要强迫进食，根据自身的食欲和妊娠反应轻重程度进行调整。

2 孕早期是胎宝宝神经管分化的关键期，一定要补充足量的叶酸。

3 积极应对孕吐，避免呕吐导致的营养不良。

4 早期胚胎发育所需的氨基酸，需要母体供给，所以妈妈一旦蛋白质（由多种氨基酸组成）摄入不足会导致胎宝宝生长迟缓，并影响中枢神经系统的发育。这种不良影响很难弥补，因此孕早期要注重优质蛋白质的补充。

5 这个时期是胎儿最不稳定，容易流产的阶段，要减少摄入容易导致流产的食物以及含大量添加剂的食物。

种类	含量
蛋白质	55 克
脂肪	占总热量 20% ~ 30%
碳水化合物	130 ~ 300 克
维生素 A	700 微克
维生素 D	10 微克
维生素 B_1	1.2 毫克
维生素 B_2	1.2 毫克
维生素 B_6	2.2 毫克
叶酸	600 微克
维生素 C	100 毫克
钙	800 毫克
铁	20 毫克
碘	230 微克
锌	7.5 微克
硒	65 微克

孕期不同阶段热量需求的变化

在孕期的基础上	
孕早期增加	0 千卡 / 天
孕中期增加	300 千卡 / 天
孕晚期增加	450 千卡 / 天

孕早期的运动

怀孕早期，是流产的高发期，此时胚胎不稳定。孕前没有运动习惯的人，不要突然大量做运动。孕前有运动习惯的人可以坚持做运动，但要避免剧烈运动，以缓慢、舒适、温和为主。比较推荐步行、动作轻柔的瑜伽等。

特别推荐借助平衡垫代替座椅垫来增加孕早期热量消耗。还可以在垫上盘腿坐同时做侧平举、肩绕环、伸展动作，2 天做一次，每次 20 分钟。

孕早期如何管理体重

孕早期宝宝增长缓慢，孕妈妈增重不超过 2 千克为宜。孕 1 ~ 3 月，胎宝宝发育相对缓慢，所需的营养并不多。孕妈妈体形并没有明显的变化，只是乳房会略有发胀。此时体重增长较慢，甚至孕吐严重的孕妈妈体重不增反降，即使胃口好的孕妈妈，在孕早期增加 2 千克以内就足够了。

此时不用过分在意体重，没有孕吐的孕妈妈维持孕前的食量就行；孕吐严重的孕妈妈尽量少食多餐，吃一些清淡易消化的食物。现在还可以利用手机应用程序（APP）进行孕期体重管理。下载满足自己需求的 APP，随时记录自己的身体变化，及时了解和纠正日常饮食。总之要重视体重的合理增长，了解体重适当增长的目标，平衡饮食、规律运动、积极管理体重。

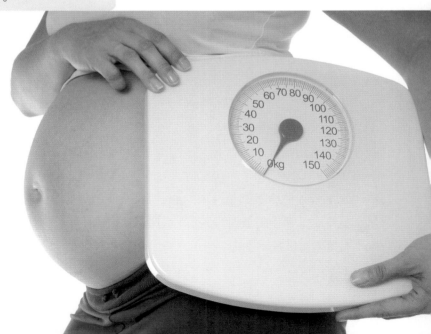

孕1月（1～4周）营养：保证受精卵正常发育

不该留下遗憾的事儿

 超级喜欢吃凉的

好遗憾呀

宝妈：我怀孕的时候可能是因为体温升高的关系，总是想吃凉的。家人不让，我就偷着吃，不吃整个人都感觉很不好，吃了就会很开心，还喜欢大口大口喝凉白开。当时觉得忍耐很辛苦，可现在想想我真的不该那么任性，有点遗憾。

 不要短时间内大量吃冷饮

不留遗憾

李大夫：有类似经历的孕妈妈还是挺多的，贪食冷饮首先会刺激胃肠，引起腹泻等方面的不适，还可能导致抵抗力和免疫力降低。不只是孕妈妈，普通人也要少吃寒凉食物。如果实在难以忍受，少吃一点能让你开心，那就少吃一点解解馋，但一定不要贪食寒凉食物。

 没经医生同意
擅自补进口营养素

好遗憾呀

宝妈：我刚得知怀孕了的消息时，老公就高兴得一把把我搂在怀里，然后就开始琢磨给我补各种营养，还海淘了孕妇营养补充剂。吃了一段时间，发现碘和维生素A的含量都超过国内的推荐量，就停了。很幸运及时发现，没有造成不可结果，想想都后怕。

 适合自己的才是最好的

不留遗憾

李大夫：因为中国人和外国人的饮食结构有所不同，普遍缺乏的营养素种类和标准也不一样，如果按照国外的标准补充，有过量的隐患，进而引发健康问题。其实不管选择哪一种营养品，先咨询医生，确认适合自己再用就可以了。

为增加食欲多加调味料

好遗憾呀

宝妈：我怀孕前几个月食欲很差，我妈也是想了各种办法：为提升我的口感，做菜的时候总是放很多花椒、香油、醋等调味料。反正我也不知道有没有作用，偶尔会多吃一些，大部分时候感觉并没有特别的效果。但遗憾的是，吃惯了口味重的东西，现在恢复了正常烹调后还很不适应。

有些调味料可以多加，有些则不能多加

不留遗憾

李大夫：花椒、八角、孜然、辣椒等热性调料，孕妇过多食用容易导致便秘，到孕中期的时候还会引发胎动增多等，所以孕期最好清淡饮食。而香油、醋可以适当添加，能提高食欲。

很纠结淡水鱼好还是海鱼好

好遗憾呀

宝妈：我喜欢吃鱼，但是怀孕以后吃鱼就变成了一件很纠结的事儿：有人说深海鱼好，能补脑，可又有人说深水鱼可能有重金属过量的问题。因为纠结这个问题，整个孕期基本没怎么吃鱼，现在想来很遗憾。

吃海鱼好还是淡水鱼好

不留遗憾

李大夫：淡水鱼就是河鱼，常见的有鲤鱼、鲫鱼、草鱼、鲢鱼等，常见的海鱼有带鱼、金枪鱼、黄鱼等。从营养含量上看，淡水鱼里含的脂肪、维生素A、维生素D要比海鱼少一些，但淡水鱼肉质比较细腻，较易吸收。海鱼肉质较为粗糙，但脂溶性维生素、DHA的含量相对多一些。去正规超市购买合格产品，均衡摄入即可，不必纠结重金属超标问题。

孕妈妈

微微感觉到小生命的萌发

1. 有的孕妈妈会有乳房硬硬的感觉，乳晕颜色悄悄变深。乳房变得很敏感，触碰时可能会疼。
2. 大多数孕妈妈在这个月还没什么感觉。
3. 孕妈妈的卵巢继续分泌雌激素，以适应乳腺变化。

胎宝宝

只是一颗受精卵

1. 怀孕40周是从末次月经的第一天开始算的，所以前2周还不存在新生命，一直到末次月经2周后孕妈妈才会排卵。
2. 第3周开始一个强壮的精子来到孕妈妈体内，遇到了卵子，结合成为受精卵。从这以后还需要5～7天，不断分裂的受精卵才逐步在子宫内着床。

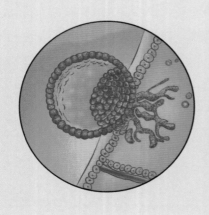

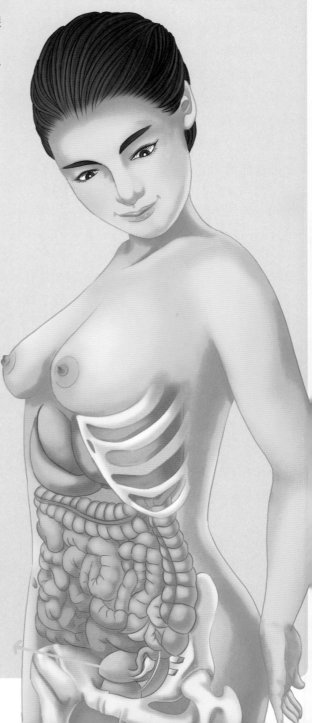

关键营养素：叶酸、蛋白质、锌

叶酸	叶酸预防胎儿神经管畸形，时间是关键，因此在致畸敏感阶段的孕早期，孕妈妈要注意叶酸的摄入和补充。
蛋白质	胚胎的顺利着床和发育都需要蛋白质的支持，因此孕1月要注意优质蛋白质，特别是必需氨基酸的摄入。
锌	孕妈妈缺锌会降低自身免疫力，还会加重孕吐，所以要在孕早期积极供给充足的锌，以避免免疫力降低，影响胚胎发育。

可能需要的营养补充剂

蛋白粉

每天
约 30 克

孕吐严重的孕妈妈

叶酸片

每天
400 微克

孕早期

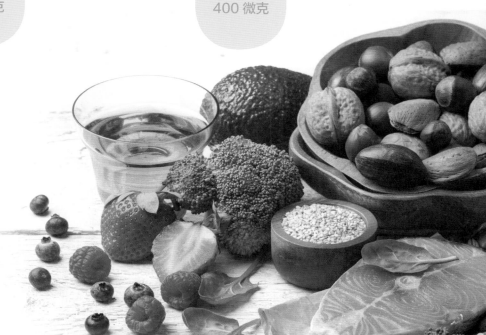

促进胚胎发育这样吃

不挑食不偏食的孕妈妈不用特别补

有的孕妈妈刚一得知怀孕的消息，就开始迫不及待地增补营养。孕期饮食非常重要，摄入的营养不仅为孕妈妈自身提供所需的养分，还为宝宝的发育提供营养。毫无疑问，妈妈在孕期需要比平时消耗更多的热量，也需要更多的营养。但是怀孕初期的3个月所需营养与平时相差不多，孕妈妈自身的营养储备即可满足需要，不需要特别补充。

好的饮食习惯是保证母胎健康的基础。如果怀孕之前饮食习惯很不好，不按时按点吃饭，饥一顿饱一顿，不吃早餐，那么在孕期要刻意调整，否则不仅容易产生肠胃不适，还会影响胎宝宝的生长发育。

食欲不好的孕妈妈想吃什么吃什么

在食物选择方面，孕期当然是摄入天然健康的食物最好，不提倡吃加工食物。但如果孕妈妈食欲不好，就不必刻意在乎，能吃进去是最重要的。比如甜点、果脯、泡菜、酸菜等，孕妈妈如果特别想吃，或者吃完能让食欲变好，也是可以少吃一点的。但不能以补充营养为目的大量吃这些不健康的食物，否则对自己和胎儿的健康都是极其不利的。

保证优质蛋白质，特别是必需氨基酸的供应

孕早期是胚胎发育的关键期，此时必需氨基酸缺乏或供给不足，会导致胎儿生长缓慢，甚至出现畸形。因为早期的胚胎自身不能合成氨基酸，只能由母体供给。所以孕早期要摄入足量优质蛋白质（包括所有人体必需氨基酸种类）。优质蛋白质中的氨基酸利用率高，更利于人体吸收。

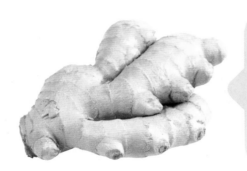

生姜切片含在嘴里，或咀嚼几分钟、吐掉渣滓，或者用生姜打汁对水喝，都有明显的缓解反胃、恶心、呕吐的作用。

鱼、瘦肉、奶类和大豆是优质蛋白质的主要来源，构成蛋白质的氨基酸种类齐全，在人体的消化吸收率高。可以吃一些鸡蛋羹和酸奶、牛奶等，也可以在蛋羹中加一些肉末、虾仁，能更好地满足营养需求。

除大豆蛋白质以外，谷类、红豆等植物性食物中只含有部分必需氨基酸，要将不同种类的食物搭配以获得全部的必需氨基酸。比如谷类与豆类搭配，做成豆粥、豆饭等。

补叶酸关键期

任何一位孕妈妈都要补叶酸。有的妈妈在备孕期就补叶酸了，这些妈妈在孕早期也要继续补，而且要持续至哺乳期结束。虽然孕早期是胎儿神经系统发育的关键期，但叶酸的补充并不能仅限于孕早期，因为在孕中期、孕晚期，胎儿 DNA 的合成，胎盘、母体组织和红细胞的增加，都使叶酸的需求量大大增加。此时缺乏叶酸容易导致孕妈妈出现巨幼红细胞性贫血、先兆子痫、胎盘早剥等。

水果每天吃足 200 ~ 300 克就行

很多孕妈妈以为孕期大量吃水果可以让胎宝宝皮肤好。水果富含维生素、矿物质，对母胎健康都极有好处，但不宜过量食用。因为一般水果中糖含量较高，进食过多容易肥胖。一般来说，每天水果总量在 200 ~ 300 克就够了，并且最好来自不同种类的水果。不同种类的水果营养各有不同，可以摄取更全面的营养。

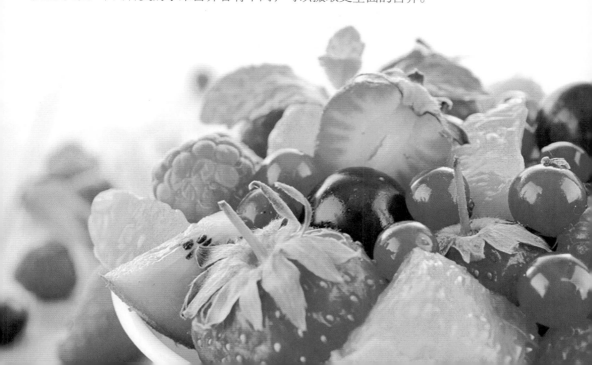

孕 1 月重点吃的食物

豆腐
富含蛋白质，在人体吸收利用率高，有利于促进受精卵发育。

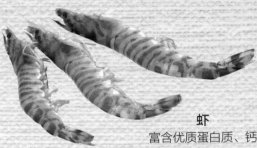

虾
富含优质蛋白质、钙等，有利于胚胎的顺利着床和发育。

小白菜
富含钙、钾和胡萝卜素，孕妈妈常吃可以储备钙，健康骨骼，还能提高自身免疫力。

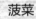

菠菜
富含叶酸、铁等，孕早期摄入有助于预防胎儿神经管畸形。

苹果
富含维生素 C、多种有机酸，孕期常吃可以改善孕吐，还能提高免疫力。

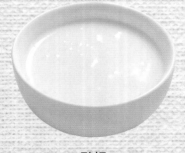

酸奶
富含蛋白质、钙、益生菌，可以调节肠道菌群，尤其适合食欲不振的孕妈妈。

补充蛋白质

鲫鱼炖豆腐汤

材料 净鲫鱼1条，豆腐100克。

调料 盐2克，姜片、葱段、蒜片各5克，料酒10克。

做法

1. 净鲫鱼洗净，在鱼身两边各划花刀，用5克料酒、1克盐涂抹均匀；豆腐洗净，切小块。

2. 锅内倒油烧热，放入鲫鱼，小火慢煎至两面金黄，倒入适量水、剩余料酒，放入葱段、姜片、蒜片。

3. 转大火烧开，待汤汁变白时加入豆腐块，小火慢炖至汤汁浓稠，加剩余盐调味即可。

桃仁菠菜

材料 菠菜300克，核桃仁30克，枸杞子5克。

调料 白糖、盐各3克，芝麻酱10克，生抽、醋各5克，香油少许。

做法

1. 菠菜洗净，焯烫15秒，捞出过凉水；核桃仁、枸杞子盛入碗中，加入热水浸泡。

2. 芝麻酱盛入碗中，调入生抽、醋、白糖、盐、香油调匀，制成酱汁。

3. 将菠菜从凉水中捞出、沥干，切段，盛入盘中，浇上酱汁，撒上泡过的核桃仁和枸杞子即可。

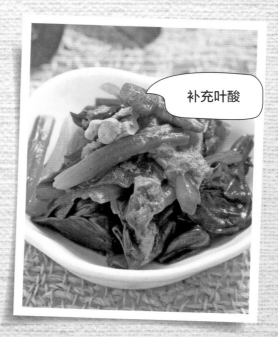

补充叶酸

来自天南海北的孕期问题大汇集

1 孕吐期间体重没增加怎么办？

李大夫答： 孕期的呕吐、恶心感造成了孕妈妈无法保证营养需求，有的孕妈妈体重不仅没长，甚至会有所降低。不要对此过分担忧：短期内摄入不足，身体原来储存的营养足可以维持宝宝和妈妈的营养，而且胎宝宝在前几个月长得也很慢，对营养的需求不是很大。

3 有先兆流产征兆，怎么吃？

李大夫答： 孕妈妈体内孕酮低，有先兆流产的征兆。如果是因为孕酮低造成的先兆流产，医生一般会建议注射黄体酮或者口服黄体酮片进行保胎。孕妈妈可以多吃一些富含大豆异黄酮、维生素 B₆、维生素 C 的食物，比如大豆及豆制品、柠檬、桃子、猕猴桃等，同时不要吃过于油腻和寒凉的食物。但对于那些不是因为孕酮低引起的先兆流产，不建议盲目保胎，要遵从医生建议。

2 怀孕时吃鸡蛋会导致宝宝将来对鸡蛋过敏吗？

李大夫答： 孕妈妈吃什么与宝宝将来是否过敏并没有因果关系。宝宝对食物过敏多与遗传因素有关，但此遗传因素为母体自身，并非与孕妈妈食用外来食物有关。

4 怀孕后尿频怎么办？

李大夫答： 妊娠后子宫逐渐增大，对盆底和膀胱造成一定压迫，使膀胱内蓄积尿液受到影响，孕妈妈容易出现尿急、尿频的症状，有时还会发生"尿失禁"。面对这些情况，建议孕妈妈定时排尿，孕中期可以做一些收缩盆底肌肉的运动，加强盆底的功能。如果有条件，孕妈妈可以做尿动力的检查，通过检查来更准确地进行盆底机能的训练。当然，尿常规的检查也非常重要，以及时发现是否是泌尿系统感染所造成的尿频，以免延误治疗。

5 孕妈妈吃加铁的叶酸片更有利于健康吗？

李大夫答：可以去医院做最普通的血常规检查，看看是否存在缺铁性贫血。一般说来，如果饮食丰富，经常吃红肉、动物肝脏或动物血，基本可以满足孕早期对铁的需求。怀孕到中后期，孕妈妈对营养的需求逐渐增加，可能需要补充维生素和矿物质的合剂，可根据医生的建议来补充。

7 上班族怀孕总是犯困，该怎么办？

李大夫答：爱犯困是这一时期孕妈妈常有的情况，如果有条件最好想睡就睡会儿。作为职场孕妈妈，可以经常起身活动活动，或者适当吃点香蕉提提神，因为香蕉中的钾和镁等物质有助于缓解疲乏。

6 怀孕期间感冒了，能吃药吗？

李大夫答：怀孕后一旦感冒，孕妈妈总是很纠结该不该吃药。其实要根据感冒症状以及轻重程度区别对待。普通感冒表现为发热、流鼻涕、嗓子疼，一般一周可自愈；流行性感冒则表现为急起高热、全身疼痛、浑身乏力、轻度呼吸道症状，一般也能自愈，如果非常难受的话，需要药物辅助。低热时采用物理降温，比如洗温水澡、用温水擦拭身体、泡脚等；当发热达 38℃ 的时候则需要服用退烧药。对乙酰氨基酚是孕期使用广泛和相对安全的退烧药。按照说明剂量服用，如果嗜睡或高热持续不退，一定要尽快就医。切记不要擅自服用抗生素、止咳药和复方感冒药。

孕2月（5～8周）营养：积极对待孕吐

不该留下遗憾的事儿

孕早期就长了6斤

好遗憾呀

宝妈：我知道怀孕的时候已经四五周了。我本身就是一个吃货，又像中奖一样竟然没有孕吐反应，终于有理由吃一切自己想吃的东西了。结果前3个月就长了差不多6斤，后来产检的时候医生说要控制体重，可是最终控制的也不理想，孕中期的时候还查出来了妊娠糖尿病，产后2年多了也没瘦下去，还在微胖界晃荡。现在想想要是当时合理控制体重就不用这么遗憾了。

孕早期可以不增加体重

不留遗憾

李大夫：孕早期，胚胎的发育并不需要特别多营养。此时只要是没有不良饮食习惯，不需要改变什么，就像往常一样吃东西，维持跟平时一样的饭量就行。这个时候增加的体重要计算到孕期的总重量里，所以前期体重增加太多，后期就不好控制了，容易导致孕期综合征、巨大儿、难产。而且，此时增加的分量，大部分都长在妈妈自己身上了。

怕烧心，又盼烧心

好遗憾呀

宝妈：我怀孕早期的时候，总是烧心，一般吃点苏打饼干才能舒服一些，但也只是微微缓解，不能彻底改善。当时看到论坛里很多人说如果孕吐反应突然消失，可能是胎停育。现在想想我过于敏感了，略有遗憾。

不要根据妊娠反应来判断胎儿发育情况

不留遗憾

李大夫：胎停育发生的时间越早，胚胎染色体异常的可能性就越大，而染色体异常说明胎儿本身是不健康的。建议孕妈妈们不要单从妊娠反应来判断胎儿发育的情况，以免徒增自己的担心，要去医院做定期产检，请医生评估和判断。

吃不下却总是强迫自己吃

好遗憾呀

宝妈： 我怀孕的前几个月，吃啥吐啥，闻到小饭馆闻到飘出来的饭味都会让我感到讨厌，体重没长就算了，还掉了三四斤。家里人都很担心，看到他们的担忧我就好自责，索性吃不下也硬吃，结果吐得更厉害。而且整个孕早期都是在这种不良循环中度过的。现在看来真是在折磨自己，也不一定有利于宝宝的健康，想想都遗憾不已。

不想吃就不吃，想吃再吃

不留遗憾

李大夫： 孕吐严重的孕妈妈，千万不要强迫自己吃，多吃的食物会给你的身体增加负担，也会让自己很不开心。可以在反应不厉害的时候吃点东西，也能吸收一些营养。这种情况，要特别注意吃淀粉类食物，比如豆沙包、小米粥等，以免出现酮症。另外孕妈妈一定要放松心态，过度紧张和烦躁只会影响消化吸收能力，对胎儿的发育也不好。

吃了不少垃圾食物

好遗憾呀

宝妈： 我怀孕的时候一点都没有呕吐，胃口好得很，所以沾沾自喜，吃了太多甜点、油炸食物。还经常去吃自助餐，一不小心就吃得很饱、很撑，体重一直在长长长。到28周的时候，已经增重快30斤了，后来不得不去营养科做营养咨询。现在想想，真为自己的无知遗憾不已。

不让宝宝吸收坏营养

不留遗憾

李大夫： 有类似经历的孕妈妈还是挺多的，垃圾食品是指那些热量较高而营养含量偏少的食物。如各种甜食、糕点、油炸食物等。这些食物少吃一些未尝不可，但吃太多一方面会容易发胖，另外还会影响维生素、矿物质等营养的摄入。对宝宝的生长发育没有好处。所以在孕期一定要控制这些所谓"垃圾食品"的摄入量。

孕妈妈

孕吐来袭

1. 大多数孕妈妈会出现恶心、呕吐等症状。
2. 情绪发生改变，易焦虑不安，有时还会动不动就流泪。
3. 嗅觉变得更加灵敏，讨厌某一种或几种特定的味道。

胎宝宝

长成了一个小海马

1. 处于胚胎期，外形好像一只小海马。
2. 胚胎的细胞分裂和复制速度很快，头部开始形成。
3. 有了心跳。

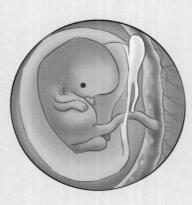

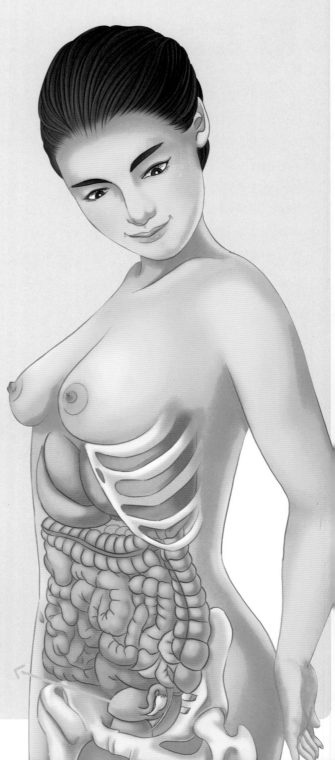

关键营养素：叶酸、B 族维生素、蛋白质、碳水化合物

叶酸	孕 2 月还是胚胎发育的关键时期。此时胚胎的脑细胞增殖迅速，最容易受致畸因素的影响，要补充足够的叶酸以预防神经管畸形的发生。
B 族维生素	有孕吐反应的孕妈妈多补 B 族维生素，尤其是维生素 B_6、维生素 B_1 来改善孕吐；没有孕吐反应的孕妈妈适当摄入 B 族维生素可以缓解疲劳，稳定情绪。
蛋白质	孕 2 月胎宝宝的神经系统开始分化，需要蛋白质的滋养，同时孕早期也是容易出现流产的高发时段，补充蛋白质可避免因蛋白质缺乏引起的胚胎发育不稳定。
碳水化合物	如果孕妈妈体内缺乏碳水化合物，会过度消耗脂肪和蛋白质，导致身体内酮体堆积，出现酮症，将严重损害胎儿的大脑发育。

可能需要的营养补充剂

叶酸片		钙补充剂	
每天 400 微克	孕早期	每天 300~600毫克	喝奶不足的孕妈妈

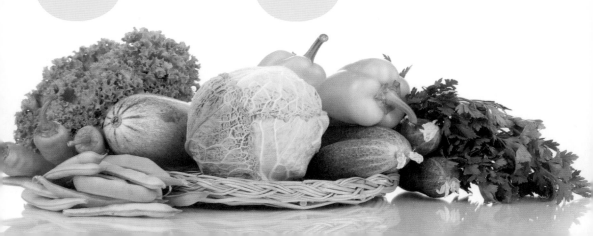

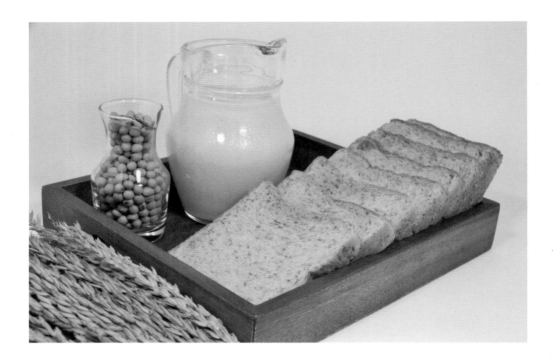

缓解孕吐这样吃

妊娠反应强烈时吃馒头、饼干能减少干呕

　　有早孕反应的人，呕吐严重时建议吃固体食物，比如馒头、饼干、烧饼、面包片等，可缓解孕吐反应。不断呕吐会造成体内水分丢失严重，要注意补水，但固体食物和液体食物最好不同食。

反应较轻时就多吃点儿

　　早孕反应严重的孕妈妈总是没食欲，吃了还要吐出来，不吃还好受一些。虽然此时胎宝宝还很小，需要的营养并不多，但是如果进食过少还是会对母子健康不利，可以每次减少进食量，可以多吃几次，把一日三餐改为每天吃 5 ~ 6 餐。当好受一些，孕吐反应较轻时，食量宜增加，食物要多样化，必要时睡前适量加餐，以满足孕妇和胎儿营养需要。

清淡的食物让人有进食欲望

　　呕吐期间，食欲本来就差，只要不是绝对禁忌的食物，孕妈妈可以根据自己的口味想吃什么吃什么，但整体上要以清淡、少油为好。很多孕妈妈此时会对鱼、肉、动物肝脏等比较反感，不必强迫自己进食，度过孕吐阶段，食欲就会慢慢好转。

补充碳水化合物，避免酮症酸中毒

孕吐严重，甚至影响进食的时候，也要保证碳水化合物的摄入，以预防酮症酸中毒对胎儿神经系统的损害。每天至少保证 130 克碳水化合物的摄入，但要选择易消化的米、面等。各种糕点、薯类、根茎类蔬菜和水果中也富含碳水化合物，孕妈妈可以根据自己的口味进行选择。

增加 B 族维生素的摄入减轻反应

B 族维生素可以有效改善孕吐，维生素 B_6 有直接镇吐效果，维生素 B_1 可改善胃肠道功能，缓解早孕反应。除了补充复合维生素外，尤其要注重膳食的营养摄入，猪瘦肉、小米、花生、猪肝、羊肉是维生素 B_1 的好来源，鸡肉、鱼肉、鸡蛋、黄豆等可提供丰富的维生素 B_6。

不想吃鱼、肉，可以用豆制品代替

孕 2 月，有的孕妈妈食欲不好，尤其看见鱼、肉类等就想吐，此时虽然不用增加蛋白质的摄入，但也要维持孕前的每日 55 克的量，尤其是优质蛋白质要占蛋白质摄入总量的 1/3，以保证胎儿的正常发育。那么此时如何避免因不想吃鱼、肉类而导致蛋白质缺乏呢？最好的办法是用大豆及豆制品来补充。食欲恢复后，鱼、肉类也要适当摄入。

约18克
优质蛋白质

55 克蛋白质
相当于

37 克
其他蛋白质

200 克
纯牛奶 ＋ 1 个
鸡蛋 ＋ 50 克
水豆腐

谷类 ＋ 豆类 ＋ 坚果

（共计约 400 克）

孕2月一定要重点吃的食物

大米
富含碳水化合物，可以纠正碳水化合物摄入不足导致的酮症。

小米
富含 B 族维生素，可帮助缓解孕早期的疲劳感、妊娠反应，还能健脾胃。

羊肉
富含优质蛋白质、铁以及维生素 B_1、维生素 B_2 等，能促进胎儿的生长发育，还能滋养五脏。

红薯
富含碳水合物、膳食纤维等，保证胎儿发育，还能缓解孕妇便秘。

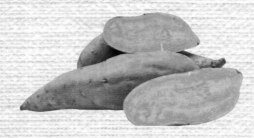

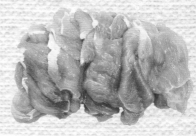

草莓
富含维生素 C、铁、胡萝卜素等成分，具有抗氧化作用，能抵抗自由基侵害，孕妈妈常吃还能滋养皮肤。

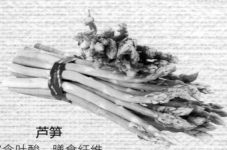

芦笋
富含叶酸、膳食纤维，能预防胎儿神经管畸形，还能通便排毒。

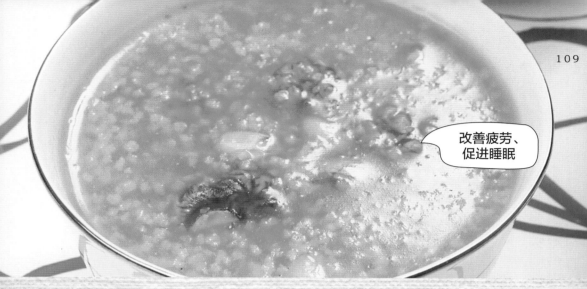

改善疲劳、
促进睡眠

核桃花生粥

材料 核桃仁、花生米各 30 克，小米 50 克。

做法

1. 核桃仁稍微掰碎；小米洗净；花生米用水浸泡 2 ~ 3 小时。
2. 将小米放入锅中，加足量水，大火煮 15 分钟，加入核桃仁、花生米，大火烧开，转小火慢熬至浓稠即可。

功效：小米富含 B 族维生素，可改善孕早期的疲劳状况，还能促进睡眠；核桃、花生所含的锌和不饱和脂肪酸都能促进胎宝宝大脑发育。

红薯大米粥

材料 大米 100 克，红薯 150 克。

做法

1. 红薯洗净，去皮，切小块；大米洗净，用水浸泡 30 分钟。
2. 锅内加清水烧开，加入大米，大火煮开后转小火煮 20 分钟，倒入红薯块熬煮，至米粒开花，红薯熟透即可。

功效：大米和红薯是碳水化合物的主要来源，煮粥食用容易消化吸收，还能滋润肠通，非常适合有早孕反应的孕妈妈食用。

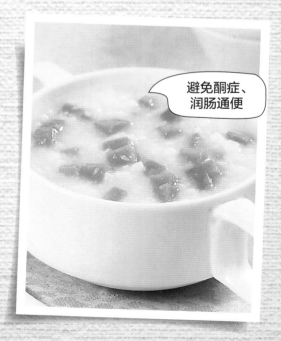

避免酮症、
润肠通便

来自天南海北的
孕期问题大汇集

1 孕吐是否会对胎宝宝产生影响？

李大夫答： 孕吐严重时吃不下食物，很多人都担心对胎儿产生不良影响。其实，孕早期的胎儿很小，孕妈妈体内积蓄的营养就足够供给胎儿成长，所以不必为营养而忧心。但是，孕吐非常严重，完全吃不下食物，或是呕吐导致脱水、筋疲力尽，就对孕妈妈和胎宝宝不利了，应该就医。因为严重的孕吐会导致体重减少、脱水、抑郁症、焦虑感等，对胎儿肝脏、心脏、肾脏、大脑产生严重影响，甚至导致流产。特别是当孕妈妈体重减少 5% 以上时，可能会导致胎宝宝出生时是低体重儿，出生以后免疫力低的概率较大。

2 怀孕期间腹泻怎么办？

李大夫答： 腹泻一般是因为进食了冰冷食物，如冰镇西瓜，或者进食了高脂食物，也可能是吃了不干净的食物引起的。腹泻容易造成营养流失，孕妈妈应注意食用新鲜不变质的食物，少吃或不吃冷冻食物和油炸食物。一旦出现腹泻，要先补充流食调养，比如米汤水、果汁、蔬菜汁等，然后慢慢过渡到软烂的稀粥、面条等清淡的食物，最后再恢复正常饮食。

3 除了不吃红肉外，鸡鸭鱼肉以及其他食物样样都吃，胎儿能得到足够的营养吗？

李大夫答： 均衡饮食要求孕妈妈们最好每样食物都吃，因为每样食物都有其无可替代的营养优势，但如果孕妈妈出于某种原因而不吃红肉，多吃些鱼肉也可以获取优质蛋白质、不饱和脂肪酸等。不过红肉是补铁大户，不吃红肉要提防铁摄入不足。

4 怀多胞胎需要增重更多，补更多营养吗？

李大夫答： 怀了双胞胎或多胞胎的孕妇，应该增加多少体重才合适呢？对于BMI标准的孕妈妈来说，怀了双胞胎的妈妈在整个孕期需要增加 16.7 ~ 24.3 千克，增重太多容易增加罹患妊娠并发症的危险。如果怀孕前就超重，需要增加的体重就应相应减少，宜增加 13.9 ~ 22.5 千克；孕前肥胖的妈妈宜增加 11.3 ~ 18.9 千克。

对于怀有双胞胎或多胞胎的孕妈妈来说，一个人吃的饭几个人来分享，因此孕妈妈要比怀一个宝宝的孕妈妈摄取更多营养，以确保宝宝的生长发育。孕妈妈只有增加足够的体重，才能使宝宝们能长到健康的个头，否则会导致早产，宝宝出生体重过轻等问题。这类孕妈妈需要适当多吃点儿，饮食上可选择富含蛋白质、钙、碳水化合物的食物，尤其是粗粮。

加强营养能给多胞胎宝宝提供充足的营养，膳食补充剂对于宝宝的健康发育也十分重要，因此双胞胎或多胞胎妈妈最好咨询专业的营养医师，调整饮食，适当添加膳食补充剂。

5 有必要吃蛋白粉吗？

李大夫答： 蛋白粉一般是采用提纯的大豆蛋白，或酪蛋白、乳清蛋白，或上述几种蛋白的组合体，可为缺乏蛋白质的人补充蛋白质。对于健康人而言，奶类、蛋类、肉类、大豆等富含优质蛋白质，只要坚持食物丰富多样，就能满足人体对蛋白质的需要，没有必要再补充蛋白粉。如果由于个人体质原因导致蛋白质吸收率低，可遵医嘱适当补充蛋白粉。

6 怀孕后总是感觉肌肉酸痛、浑身乏力，吃什么可调节？

李大夫答： 孕早期由于体内激素剧变，感觉乏力、疲倦等一般属于正常现象。从营养角度来说，缺乏 B 族维生素特别是维生素 B_1 会引起倦怠。孕妈妈可以多吃些粗粮，如新鲜玉米、小米、燕麦等，可补充维生素 B_1。

孕3月（9~12周）营养：补足营养促吸收

不该留下遗憾的事儿

 早餐和午餐吃快餐较多

好遗憾呀

宝妈：我是忙碌的上班族，老公经常出差，我住的地方又离公司比较远，怀孕后双方父母也没能来到身边照顾，整个孕期我都没有想到什么好办法解决吃饭的问题。整体状况是早餐来不及做，连同午餐都以快餐为主。起初真的很烦恼，时间长了也就不纠结了。可我老公一直都觉得这是他的亏欠，并为此遗憾。

 学会食物搭配，尽量吃得丰富

不留遗憾

李大夫：我们提倡每一个孕妈妈都能将不好的饮食习惯调整过来，毕竟你一个人担负着两个人的健康。但如果实在做不到大的调整，也要在小范围内尽量掌控你的饮食品质。比如快餐店里的蔬菜水果沙拉就是比较健康的选择，如果一定要吃面包或汉堡，就选全麦制品的，薯条、奶昔这些尽量少吃，而用鲜榨果汁和乳制品代替。此外，随身携带一些水果、酸奶、坚果等作为工作之余的营养补充。

 因为反感药补而缺营养

好遗憾呀

宝妈：我孕前什么保健品都不吃，生病也是能抗就抗了，怀孕以后也是如此。总觉得"是药三分毒""药补不如食补"，可是孕期发生了中度贫血。真是很遗憾，当时为什么那么执拗呢？！

 首推食补，该药补也要药补

不留遗憾

李大夫：因为某些营养素有特殊性，比如铁，要想达到治疗贫血的效果，可能要吃好几斤猪肝，很不现实。所以说，对于小问题能食补就食补，但如果症状有需要了，一定要遵医嘱，该服药还是要服药，该吃补充剂也要吃补充剂。

吃燕窝花了不少钱

好遗憾呀

宝妈： 怀孕以后每次去商场，推销人员都会说吃燕窝有助于提高免疫力、让宝宝更聪明。我和孩子爸一听到这些词，就觉得不吃都对不起孩子，所以就咬牙买了。几乎整个孕期都在吃，真是增加了不少花费，也不知道是不是有效果，觉得孕期也没比别人感觉好，现在想想心疼钱。

不要过分迷信燕窝

不留遗憾

李大夫： 对于燕窝、海参这些营养品，不要过分放大它们的功效。燕窝中的蛋白质和维生素含量并不比大多数水果高。海参虽然蛋白质比较高、脂肪含量相对较低，一种食物即便营养再好，也不能取代其他食物。有条件的孕妈妈可以适当补充，没有条件的孕妈大可不必纠结，均衡饮食才是获取营养的主要途径。

孕吐反应严重
总是宅在家里

好遗憾呀

宝妈： 我是一个全职妈妈，从备孕期就辞职在家，怀孕的时候足足吐了三个多月，只记得那个阶段什么也不想干，什么也不想吃，很心烦，几乎天天宅在家里。好在到第四个月的时候就好多了。所以我对于孕早期的状态挺不满意的，如果将来怀老二再吐，我也要积极一些，以免像怀老大这样，因为我不积极让孩子在妈妈肚子里"受屈"了而留下遗憾。

到户外走动可以改善孕吐

不留遗憾

李大夫： 孕吐其实是一种排异反应，是宝宝在向你传达讯息，告诉你，他正在一点点长大。很多孕妈妈因为吃了就吐，加上呕吐折腾而体力欠佳，总是躺在床上不想起来，其实这样只会加重早孕反应。要经常起来走一走、做做轻缓的运动，如户外散步、孕妇保健操等，既能分散对于孕吐这件事的注意力，还能帮助改善恶心、倦怠等症状。

孕妈妈

感觉到宝宝的存在

1. 乳房更胀大了，乳头和乳晕的颜色加深，要换更大点、更舒适的内衣穿了。
2. 腹部没有明显的变化。此时，抚摸肚子会感觉到宝宝的存在。孕 11 周前后，在腹部可能出现妊娠纹，腹部正中会出现一条深色的竖线。
3. 胎宝宝在孕妈妈的子宫内安然生活着。
4. 胎盘覆盖在子宫内层特定部位，开始制造让胎宝宝舒服和正常发育所需的激素。

胎宝宝

大脑迅速发育

1. 大脑：脑细胞数量增长快，大脑占身体一半左右。
2. 脸：已经形成了眼睑、唇、鼻和下腭。
3. 脐带：里面有一根动脉、两根静脉连接着妈妈和宝宝，妈妈通过脐带给宝宝输送营养，宝宝通过脐带将废物排泄出去。
4. 肾和输尿管：开始有排泄现象。
5. 四肢：腿在不断生长着，脚可以在身体前部交叉了。

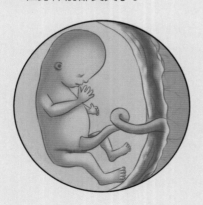

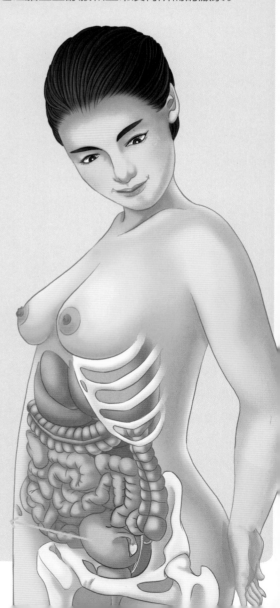

关键营养素：碳水化合物、碘、维生素 B_1

碳水化合物	早孕反应依然存在的孕妈妈，要注意补充碳水化合物，以免出现酮症。
碘	碘参与甲状腺素的合成，胎儿12周时形成自己的甲状腺。孕妈妈这时候如果缺碘会导致胎宝宝甲状腺功能低下，影响中枢神经系统，特别是大脑的发育。
维生素 B_1	维生素 B_1 可以缓解孕早期的疲劳，改善睡眠，有利于胃肠消化液的正常分泌。

可能需要的营养补充剂

维生素 B_6

需要时补充

孕吐严重的孕妈妈

叶酸片

每天
400 微克

孕早期

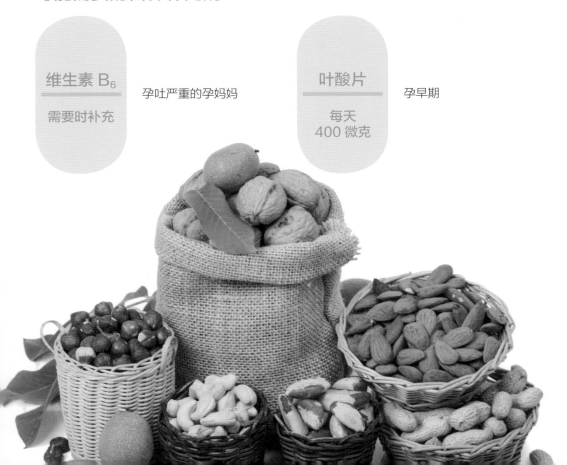

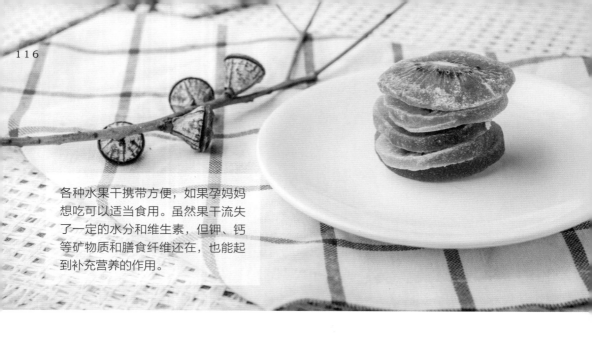

各种水果干携带方便，如果孕妈妈想吃可以适当食用。虽然果干流失了一定的水分和维生素，但钾、钙等矿物质和膳食纤维还在，也能起到补充营养的作用。

提升食欲这样吃

每天增加 110 微克碘的摄入

碘的充足摄入，可以保证胎儿的神经系统正常发育，避免生出低智商的孩子。孕妈妈要保证碘的摄入充足，一些很少吃动物性食物，又远离海边的孕妈妈，更要注意补碘。每天碘摄入 230 微克就够了，即在孕前 120 微克的基础上再加 110 微克，也就是在每天 6 克食用碘盐的基础上，每周吃 1 ~ 2 次海带等含碘高的海产品就能满足碘的需求。

保证碘的供应，避免钠过量

人们的饮食经常会用到味精、鸡精、生抽、老抽等调味品，有时候还会用这些调味品代替碘盐。要注意的是，这些调味品中碘的含量很低，钠的含量却不低，如果经常用这些含钠调味品来代替碘盐，容易导致钠的摄入量过多而碘摄入不足。所以孕期尽量选用碘盐，但是盐的摄入不要超过 6 克 / 天。

每天加碘盐按 6 克计：可提供 120 微克碘	100 克鲜海带：可提供 110 微克碘

多吃高钾食物，避免低钾血症

早孕反应严重的孕妈妈，消化液大量丢失，加上进食受影响，容易导致钾的摄入量不足。若患有低钾血症，会出现全身无力、精神萎靡、乏力、头昏眼花、反应迟钝、烦躁不安等症，因此要注意钾的补充。蔬菜和水果是钾的主要来源，孕妈妈可以尽量迎合自己的口味，想吃哪种就吃哪种。钾和钠有互斥作用，摄入钾还有利于排出体内多余的钠，有利于避免妊娠高血压及孕期水肿。

细嚼慢咽，促进营养吸收

怀孕后，胃肠、胆囊等消化器官蠕动减慢，消化腺的分泌也有所改变，消化功能减弱。特别是孕早期，由于妊娠反应，食欲缺乏，进食量相对减少，这就更需要在吃东西时尽可能多咀嚼，把食物嚼得很细。做到细嚼慢咽，能促使唾液分泌量增加，让唾液与食物充分混合。唾液中含有大量消化酶，可在食物进入胃之前对食物进行初步的消化，有利于保护胃黏膜。同时细嚼慢咽也能有效地刺激消化器官分泌消化液，更好地消化，更多地吸收。

有胃口时多吃牛奶、鸡蛋和豆腐，补充优质蛋白质

孕妈妈要注意保证优质蛋白质的供应，这是胎儿大脑发育必不可少的营养。瘦肉、蛋类、低脂牛奶和豆制品是优质蛋白质的绝好来源，不仅可以为人体提供优质蛋白质、磷脂、钙、锌等成分，还不会导致脂肪摄入过量的问题。

好的烹调方式有助于营养摄入

对于早孕反应还没有消失的孕妈妈来说，变换食物的烹调方法，也是增强食欲、增加营养摄入的好办法。比如吃不下馒头和米饭，就用豆类、燕麦等谷豆打制豆浆或米糊，除了补充碳水化合物还能补充 B 族维生素；吃不下炒鸡蛋、煮鸡蛋，可以吃肉末蒸蛋、紫菜蛋花汤；吃不到足够多种类的食材，也可以把蔬菜、肉末等混合成馅料，包成饺子或者馄饨。只要是孕妈妈喜欢的，能吃得下，什么烹调方式都可以尝试，原则还是能吃多少吃多少，不要过于勉强。

烹调食物时尽可能不用烹调油或用很少量烹调油的方法，如蒸、煮、炖、焖、水滑熘、拌、急火快炒等。

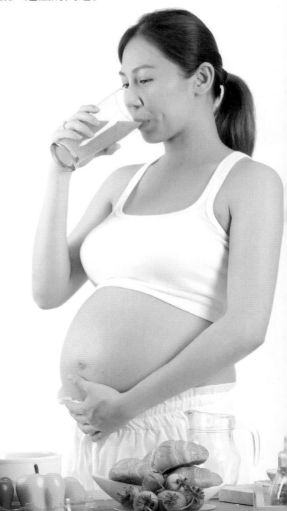

孕 3 月重点吃的食物

玉米
富含碳水化合物、膳食纤维、B 族维生素，能补充体力，改善孕期疲劳。

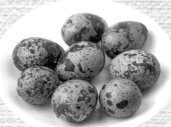

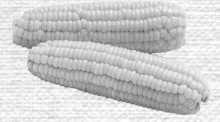

鹌鹑蛋
富含蛋白质和卵磷脂，有利于促进胎儿的大脑和神经系统发育。

番茄
富含番茄红素、维生素 C，可以增进食欲，促进孕妈妈和胎儿健康。

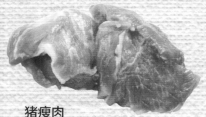

猪瘦肉
富富含优质蛋白质、维生素 B₁等，可以促进胎儿的生长发育，也为孕妈妈补充营养。

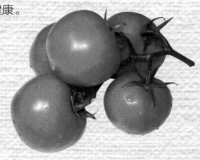

海带
富含碘、钙等成分，可以辅助补充碘等矿物质。

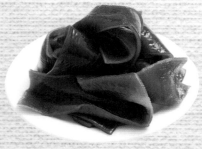

橘子
橘子中维生素 C 的含量很高，能提高孕妈妈免疫力，还富含果酸，能提升食欲、帮助消化。

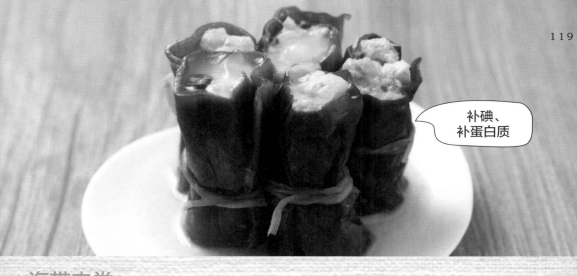

补碘、
补蛋白质

海带肉卷

材料 泡发海带 200 克，猪瘦肉馅 100 克，豆腐、鲜香菇各 50 克。

调料 盐 3 克，酱油、淀粉各 10 克，葱末、姜末、香油、香菜梗各 2 克。

做法

1. 泡发海带洗净，切大片；鲜香菇洗净，切粒；豆腐碾碎，加肉馅、葱末、姜末、香菇粒，放酱油、盐、香油调味，搅拌成肉馅；香菜梗稍烫。

2. 将海带铺平，酿上肉馅卷成卷，封口处用淀粉黏住，扎上烫好的香菜梗，上笼蒸熟即可。

松仁玉米

材料 玉米粒 200 克，去皮松仁 30 克，青、红椒各 20 克。

调料 盐 3 克，白糖 5 克，水淀粉 10 克。

做法

1. 玉米粒洗净，焯水，捞出；青、红椒洗净，去蒂、子，切丁；松仁炒香，捞出。

2. 油锅烧热，放玉米粒和青、红椒丁炒熟，加松仁、盐、白糖略炒，用水淀粉勾芡即可。

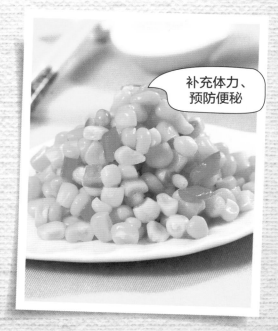

补充体力、
预防便秘

来自天南海北的孕期问题大汇集

1 不喜欢吃鱼怎么办？

李大夫答： 不喜欢吃鱼的孕妈妈容易缺乏不饱和脂肪酸、维生素 D 等营养素，可以通过以下营养补充方案来加以改善。

1. 食用鱼肝油。孕妈妈最好选择以未被重金属污染的深海鱼为原料提炼而成的鱼肝油。但是要咨询医生，适量进补。

2. 用坚果当加餐。坚果不饱和脂肪酸含量丰富，还有助于润肠通便，可以作为不吃鱼的孕妈妈的营养补充。

3. 适当增加进食去皮禽肉、畜类瘦肉。这类食物富含优质蛋白质、不饱和脂肪酸以及矿物质，孕妈妈可适当多吃一些。

2 不喜欢核桃的味道，感觉有些难以下咽怎么办？

李大夫答： 核桃虽好，但也不是所有人都喜欢它的味道，尤其是生核桃有点涩味。如果不喜欢直接吃核桃，可以在煮粥时加入一些，也可以和豆类、花生、芝麻一起打成豆浆喝。这两种方法既能保证核桃的营养，还能让核桃变得更美味。此外，孕妈妈还可以选择葵花子、南瓜子、松子、开心果等其他坚果类食物，但注意每天摄入量以 25 ~ 30 克为宜，大约一个手掌心的量。

3 野生食物更健康吗？

李大夫答： 一些野生的食物是有健康隐患的，比如蘑菇、野菜等采摘时辨识不清，可能采到有毒的。因此不要随便吃来源不明的野生蘑菇，也不要轻易尝试那些自己不认识的野菜。

4 哪些食物可能含有弓形虫？

李大夫答： 在怀孕早期急性感染弓形虫会给胎儿造成不利影响。所以，食用所有的肉类时都必须彻底熟透再食用，生鱼片或者涮火锅时没有煮熟的牛羊肉都可能传染弓形虫。

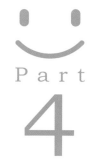

Part

4

孕中期（孕 4 ~ 7 月）
不留遗憾营养方案

孕中期如何管理营养

孕中期胎儿发育的特点

这个阶段胎儿的生长发育增快，特别是脑的发育，不仅重量增加，脑细胞的数量也迅速增加，需要增加有利于大脑发育的营养物质。内脏系统开始分化，形成循环系统、肝、肾，胎儿各系统功能的加强，母体负担加重，营养需求和消耗增加。

孕中期的膳食原则

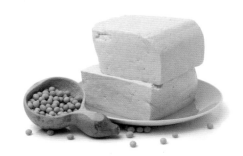

1 孕妈妈胃口变好，食欲大增，但也极易在这一时期增重过多，增加患上肥胖、妊娠糖尿病、妊娠高血压等症风险。所以饮食上要吃得够用，又不要吃得过多。

2 胎宝宝这时候生长发育很快，孕妈妈的饮食要相应增加热量以满足需要。

3 增加蛋白质的摄入量，尤其是优质蛋白质的比例要有所提高，以促进胎宝宝大脑和身体发育的需要。

4 孕中期开始，孕妈妈要储备热量为生产做准备，因此要保证脂肪的供应量。

5 孕中期尤其容易出现缺铁、缺钙、缺碘、缺锌等症状，要侧重补充这些营养素，叶酸要继续补，一直持续至哺乳期结束。

孕中期每日营养素需求量是多少

种类	含量
蛋白质	70 克
脂肪	占总热量 25%～30%
碳水化合物	130～300 克
维生素 A	770 微克
维生素 D	10 微克
维生素 B_1	1.4 毫克
维生素 B_2	1.4 毫克
维生素 B_6	2.2 毫克
叶酸	600 微克
维生素 C	115 毫克
钙	1000 毫克
铁	24 毫克
碘	230 微克
锌	9.5 微克
硒	65 微克

孕中期如何管理体重

一般孕妇在孕中期胃口都比较好，每周能增重 350 ～ 400 克。此时胎宝宝迅速发育，身长和体重都增长迅猛。孕妈妈在 16 ～ 27 周是体重增长加速期，腹部明显凸起，胸部和腰部也明显长肉。此时，体重增加最好每周稳定在 350 ～ 400 克，这是控制体重的关键期。

孕中期六步法走路

孕中期，胎宝宝更稳定了，此时孕妈妈如果没有不舒服的话，可以适当增加运动量。比如步行六步法可以增加热量的消耗，提高运动效果。

第一步：轻松地走。

第二步：步幅加大。

第三步：摆臂。

第四步：呼吸配合，两步一呼，两步一吸，深缓呼吸。

第五步：在步行中配合上肢运动，比如扩胸、肩绕环、肩侧平举等。

第六步：上肢负重运动，可以买两只 1.5 磅（1 磅 =0.4535942 千克）的哑铃或腕绑沙袋，从摆臂开始，逐渐配合扩胸和肩绕环等动作。

猫式伸展运动

猫式伸展运动可以使孕妈妈充分伸展背部、腰部和肩部，消除酸痛和疲劳，还能改善血液循环，加强消化，帮助控制孕期体重。

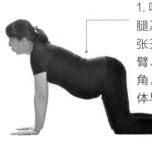

1. 吸气，四脚板凳式，小腿及脚背紧贴垫子，十指张开撑地，指尖向前，手臂、大腿挺直与地面成直角。注意腰背要挺直，身体与地面平行。

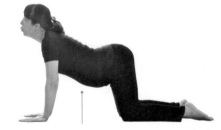

2. 呼气，抬头，打开胸腔，臀部翘起，坐骨打开，感觉体前侧完全展开。

3. 呼气，腹部收紧，慢慢将背部向上拱起，头转向下方，注视大腿的位置，感受背的伸展，保持 3 ～ 5 次呼吸的时间。配合呼吸，重复练习 5 ～ 8 次。

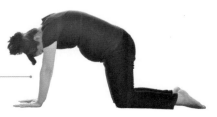

孕4月（13～16周）营养：纠正孕早期的不足

不该留下遗憾的事儿

很纠结反季蔬果到底该不该吃
好遗憾呀

宝妈：我生活在北方地区，冬天蔬果种类不多，尤其是绿叶菜比较少。我十月份发现怀孕了，刚好经历了整个冬天，在吃蔬菜和水果这件事儿上真是没少纠结。现在想想这些纠结很可笑，也有些许遗憾。

反季蔬果吃了比不吃好
不留遗憾

李大夫：本地当季成熟的蔬果，是在光照、气候、温度等各种条件适宜的情况下自然成熟的，口感更好。虽然从营养成分上说，反季果蔬营养并不逊色太多，但最好以当季果蔬为优先选择，不能老是错开最佳季节再吃。比如冬天非得大量吃茄子，夏天大量吃白菜，这可不是好选择。当然，如果可选择的当季果蔬有限的情况下，吃反季蔬果比不吃要好。

喝太多果汁
好遗憾呀

宝妈：我怀孕后，老公说要多吃水果，专门了买了榨汁机，每天打一大杯。可能因为喝果汁比吃水果容易，让我吃两个橙子可能吃不下，可打成汁我就能一口气喝光，结果出现孕期高血糖。现在想想要是当时多摄入一些膳食纤维，可能就不会留下遗憾了。

喝果汁要节制
不留遗憾

李大夫：鲜榨果汁更加安全和健康，但首先每天饮用量不要超过200毫升。如果喝了果汁就不要再额外吃水果，以免摄入的果糖过多，引发肥胖。自制果汁最好不选择单纯榨汁的，而是选择带渣打制的，这样膳食纤维更足，如果过滤以后可能剩下的而更多是糖分了。

吃鸡蛋不吃蛋黄
好遗憾呀

宝妈：我怀孕的时候很怕体重超标，产后不好恢复，吃东西上很克制。因为蛋黄的胆固醇高，我吃鸡蛋就不吃蛋黄。后来听见很多孕妈妈说蛋黄对宝宝的大脑和眼睛发育都很重要，现在对不吃蛋黄这种行为后悔不已，也非常遗憾。

吃鸡蛋不要弃蛋黄
不留遗憾

李大夫：鸡蛋黄中含有较全面的营养，如维生素 A、维生素 B₁、卵磷脂等，对促进胎儿生长发育、大脑发育具有重要意义，钙、磷、铁等也主要集中在蛋黄部分。但因为蛋黄中含有较高的胆固醇，许多人不敢吃。其实，体重增长正常，没有并发症的孕妈妈，饮食不必格外限制胆固醇，吃全蛋的数量一周不超过 7 个就成。

蔬菜吃的量不够
好遗憾呀

宝妈：都说蔬菜吃得越多越好，可实际上挺难吃够量的。我喜欢凉拌蔬菜，有时候做成酸奶蔬菜沙拉或者拌上芝麻酱、沙拉酱，这种烹饪方式不容易吃太多，现在想想，当初应该多尝试几种方式烹饪蔬菜，还真为此有些遗憾。

蔬菜要生吃熟吃结合
不留遗憾

李大夫：生吃蔬菜的确有很多优点，比如维生素 C、叶酸等维生素不耐热，生吃可以更好地吸收这些营养素，而且还简单易做，用油盐少。但生吃蔬菜有个最大的问题就是很难大量摄入。

相比而言，蔬菜炒着吃更容易吃进去足够的量，而且蔬菜中的某些脂溶性营养素需要用油炒后才能更好吸收。营养好又要吃够量，最好生熟结合，以熟吃为主，搭配凉拌蔬菜。

孕妈妈

子宫增大

1. 乳房明显胀大，乳晕颜色继续加深且直径有所增大。
2. 下腹部微微隆起，腹围增加约 2 厘米。
3. 子宫壁厚厚的肌肉延伸，开始挤占内脏空间。
4. 胎盘已形成，羊水快速增加。

胎宝宝

能看出性别了

1. 眼睛：眼睑长成，且覆盖在眼睛上。
2. 毛发：身体覆盖着细小松软的胎毛。
3. 骨骼和肌肉：慢慢发育。
4. 肾和输尿管：能排泄。
5. 四肢：胳膊和腿能做轻微活动了。
6. 内脏：大致发育成形。
7. 心脏：通过彩色多普勒超声检查可检测到胎儿心音了。
8. 生殖器官：快速发育，能看出男孩女孩了。

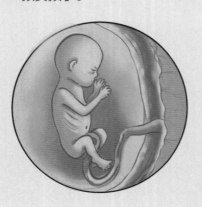

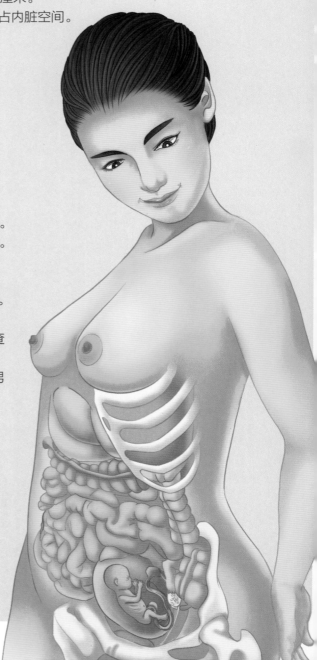

关键营养素：蛋白质、DHA、碘

蛋白质	胎儿的生长速度比前三个月加快，需要大量的蛋白质。
碘	这个月，胎儿的甲状腺开始发育，需要补充充足的碘。
DHA	孕中期是胎宝宝大脑发育高峰期，DHA 是大脑发育特别重要的营养。

可能需要的营养补充剂

补充 DHA

每天
200～300毫克

吃鱼少的孕妈妈

叶酸片

每天
400 微克

孕中期

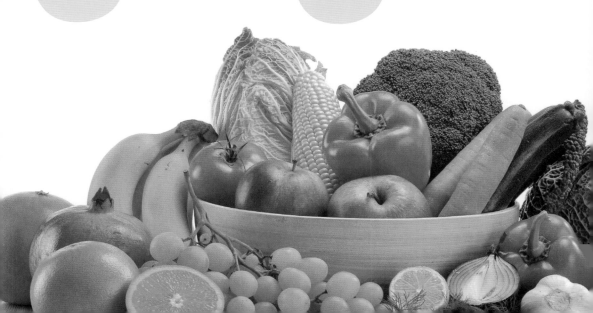

补充早期营养不足这样吃

孕中期是纠正、补充、调整营养的最佳时期

经历了孕早期的呕吐、食欲不好，进入孕中期，妊娠反应减轻，孕妈妈的食欲逐渐好转，正是纠正、调整和补充营养的最佳时期。孕妈妈应该结合孕中期所需的热量标准、自身的具体情况和胎儿的发育状况，补充各种所需的营养素，缺什么补什么，缺多少补多少，避免营养缺乏，也要防止营养过剩，切忌盲目乱补。

增加热量也要重质量、重均衡，而不是一味加量

胎宝宝主要通过胎盘从母体吸收养分，因此孕妈妈的营养直接影响胎宝宝的发育情况。注重饮食营养意义重大，可以说是一人吃两人补。这里的两个人吃饭不等于吃两个人的饭量，孕期饮食要重质量、重均衡，而不是单纯加量。

在孕中晚期额外增加的能量，应该尽量通过额外吃营养丰富的食物来实现，而非单纯摄入多余热量，比如不能菜吃得比以前油，多吃高热量的零食等。

孕中期每天增加 300 千卡热量，蛋白质增至 70 克

孕妈妈在这个时期要制订好营养均衡的餐谱，并做好体重规划。同时，为了胎宝宝的成长，孕妈妈需适当增加热量。中国营养学会推荐孕妈妈在孕中期每天增加 300 千卡的热量。300 千卡热量并不需要多吃很多，大概只相当于 25 克主食 +160 克牛奶 +50 克瘦肉。

孕中期开始，母体和胎儿组织增长加速，孕妈妈还要为分娩和产后乳汁分泌进行适当的储备，应增加蛋白质的摄入量，每天比孕早期增加 15 克，总量达到 70 克，其中优质蛋白质应占全部蛋白质的 1/2 以上。优质蛋白质主要来自瘦肉、蛋类、鱼、虾以及大豆、豆制品。

胎儿大脑发育加速期，孕妈妈增加 DHA 和卵磷脂的摄入

孕中期胎儿生长发育增快，特别是大脑的发育变快，脑细胞迅速增殖，孕妈妈要为宝宝大脑发育供给充足的 DHA 和卵磷脂。DHA 和卵磷脂都是大脑和神经系统的重要组成成分，能促进大脑和神经系统的正常发育。DHA 主要存在于深海鱼和藻类中，卵磷脂主要来自于各类坚果、鸡蛋黄和大豆中。

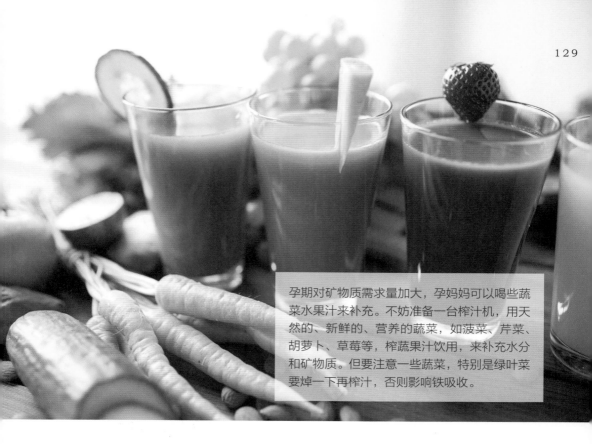

孕期对矿物质需求量加大，孕妈妈可以喝些蔬菜水果汁来补充。不妨准备一台榨汁机，用天然的、新鲜的、营养的蔬菜，如菠菜、芹菜、胡萝卜、草莓等，榨蔬果汁饮用，来补充水分和矿物质。但要注意一些蔬菜，特别是绿叶菜要焯一下再榨汁，否则影响铁吸收。

胎儿甲状腺发育，适量吃海产品补碘

在怀孕第 14 周左右，胎宝宝的甲状腺开始发育。甲状腺发育需要碘。孕妈妈如果碘摄入不足的话，胎宝宝可能出生后甲状腺功能低下，甚至影响中枢神经系统，特别是大脑的发育。

孕妈妈每天宜摄入 230 微克碘。鱼类、贝类和海藻类等海产品是含碘比较丰富的食物，孕妈妈适宜多食。一般孕妈妈只要坚持食用碘盐，同时每周吃 1 ~ 2 次海带、紫菜、虾等海产品，就基本能保证足够的碘摄入了。

多吃各种颜色的蔬果，均衡摄入矿物质和维生素

这个月，孕妈妈要继续补叶酸，直到哺乳期结束。叶酸在孕早期主要发挥预防神经管畸形的作用，孕中期开始更多发挥形成细胞的作用，孕妈妈除了服用叶酸片以外，还要多吃各种新鲜的水果和蔬菜，既能补充叶酸，还能补充膳食纤维、钾、钙等营养。

孕 4 月重点吃的食物

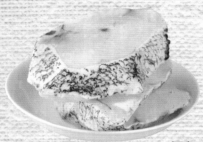

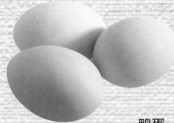

鸭蛋
富含优质蛋白质，还含有较多的铁、钙和维生素 B$_2$ 等成分，孕妈妈常吃有很好的补益效果。但不宜吃咸鸭蛋，含较多的盐分和某些化学物质，对健康不利。

鳕鱼
富含优质蛋白质、DHA、维生素 D 等，有利于促进胎宝宝骨骼和大脑的发育。

紫菜
紫菜富含碘、钙等矿物质，可以避免碘缺乏，促进胎儿甲状腺发育。

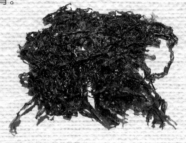

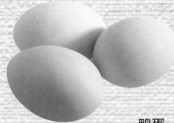

油菜
油菜富含叶酸、维生素 C、膳食纤维等，可以促进胎儿细胞生长，还有助孕妈妈肠道健康。

花生
花生富含不饱和脂肪酸、镁、B 族维生素，有利于胎宝宝大脑发育。

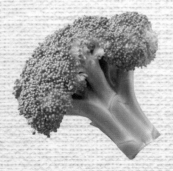

西蓝花
西蓝花富含胡萝卜素、维生素 C、硒、类黄酮等，能抵抗自由基，增加孕妈妈的免疫力。

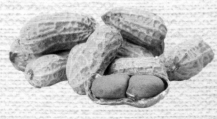

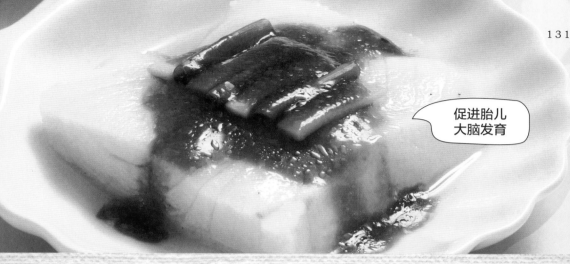

促进胎儿
大脑发育

清蒸鳕鱼

材料 鳕鱼块 500 克。

调料 葱段、盐、料酒、酱油、水淀粉
各适量。

做法

1. 鳕鱼块洗净，加盐、料酒，腌渍 20
   分钟。

2. 取盘，放入鳕鱼块，送入烧沸的蒸锅
   蒸 5 ~ 8 分钟，倒出蒸鳕鱼的汤备用。

3. 锅置火上，倒入适量油烧至七成热，
   加酱油、葱段炒出香味，淋入蒸鳕鱼
   的原汤，用水淀粉勾芡，淋在鳕鱼块
   上即可。

香煎紫菜饼

材料 面粉 100 克，鸡蛋 2 个，紫菜适量。

调料 盐少许，葱花适量。

做法

1. 紫菜撕碎；面粉放碗中，磕入 2 个鸡
   蛋，放入盐、紫菜和葱花，加少许清
   水调成糊。

2. 锅中放少许底油，倒入面糊，慢慢晃
   动锅体使其成一个圆形饼状，两面煎
   至色泽金黄即可。

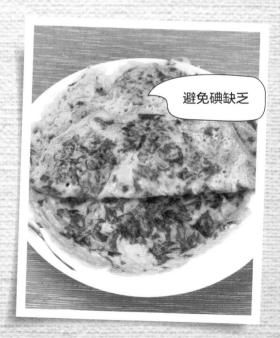

避免碘缺乏

来自天南海北的孕期问题大汇集

1 如何避免孕期食物过敏？

李大夫答： 有些过敏体质的孕妈妈可能会对某些特定食物过敏。因此过敏体质的孕妈妈要注意：一定不要进食曾经引起过敏的食物；食用蛋白质含量高的食物（动物肝脏、蛋类、鱼类等），一定要彻底熟透。

购买食物的时候，要看食物配料表中是否存在可能引起过敏或不良反应的配料。比如，有人对花生过敏，那么买饼干、点心等食品时一定要仔细看看配料表中是否有花生或花生制品，严重者还应注意该食品是否曾在加工过花生的产品线上生产过（包装上会标注）。有的食品标签上直接标注有"过敏原信息"这一项，有的会标注该生产线生产过相关产品，有对此过敏的人要尽量避开。

2 妈妈多吃一点，胎宝宝会不会长得更快一些？

李大夫答： 胎宝宝的生长发育速度是一定的，除非孕妈妈患有严重的营养不良，影响胎宝宝的生长发育。只要食物中含有基本的营养，胎宝宝不会因为妈妈吃什么、吃多少而改变正常的生长发育速度。所以，怀孕时不要为了让宝宝长快点就吃太多，否则只能使自身体重快速增加，还可能导致妊娠糖尿病。而且需要剖宫产时，太胖可能会影响手术进程，增加手术难度。

3 食欲不好的时候，可以多吃些酸味食物开胃吗？

李大夫答： 有些孕妈妈喜欢吃酸味食物，但要注意有些酸味食物不宜多吃，如泡菜等属发酵食品，制作过程一旦控制不严，可能会有细菌繁殖，还可能有致癌物产生。再比如某些口感酸甜的糖渍水果干，不仅添加了大量的糖，还有大量的盐和防腐剂，多吃不利健康。最好选择新鲜的酸味果蔬，如番茄、橘子等，能增食欲，又能补营养。

4 孕中期没有贫血症状还用特别补铁吗?

李大夫答: 有的孕妈妈认为只要不贫血就不用吃富含铁的食物。其实铁能保证给胎儿正常供氧,还能促进胎儿的正常发育、防止早产。特别是孕中期,不管是否贫血,孕妈妈都要注意多吃高铁食物。

5 吃主食比较多,菜吃得少,会影响胎儿健康吗?

李大夫答: 有些孕妈妈就喜欢吃面食、米饭等主食,一饿就想吃这类食物,因为主食比较顶饿。光吃主食营养比较单一,还容易导致肥胖,可以少食多餐,每顿饭摄入适量主食,并增加新鲜蔬菜的量,注意均衡饮食。比如用有蔬菜、肉类的三明治代替单一的面包、糕点等。

6 妊娠纹好难看,有没有什么食物可以预防?

李大夫答: 妊娠纹通常是怀孕 4 个月之后逐渐出现的,想要预防,孕妈妈一定要把握先机,在孕中期就开始预防。前期要控制体重,不要增重太多。另外,维生素 C 能增加细胞膜的通透性和皮肤的新陈代谢功能,淡化并减轻妊娠纹。因此孕妈妈可以多吃富含维生素 C 的食物,如猕猴桃、鲜枣、橘子等。维生素 E 也有滋润皮肤的作用,平时可适量摄入坚果、橄榄油等。

7 爱吃酸味食品能生儿子,有科学依据吗?

李大夫答: 这种说法流传已久,但是没有科学依据。怀孕期间,母体和胎儿的胎盘会分泌一种物质——绒毛膜促性腺激素(HCG),该物质可抑制胃酸分泌,影响肠胃消化吸收功能,从而引发早孕反应。而酸味食物能促进食欲,但与胎宝宝的性别毫无关系。胎宝宝的性别由精子中的染色体决定。

孕5月（17～20周）营养：全面补充，避免过剩

不该留下遗憾的事儿

 含乳饮料和奶傻傻分不清

好遗憾呀

宝妈： 超市里乳制品专柜上，有各种类型的产品，每次买的时候都挺混乱的。因为自己懒得动脑，基本上就是听销售人员介绍，或者品尝一下感觉口味不错就买了，并没有在意是含乳饮料还是奶。我在孕晚期缺钙，也许是跟奶量摄入不足有关吧。现在想想，要是当时了解一下也许就不会留下遗憾了。

 含乳饮料≠奶

不留遗憾

李大夫： 含乳饮料是以水为主，添加了牛奶或乳制品、糖等，勾兑而来的。在脂肪、蛋白质等营养价值方面都不能与奶相提并论，不能代替奶。分辨的办法就是看配料表，国家要求配料表的各种成分要按含量从高到低的顺序依次列出。奶的配料都是鲜牛奶排在第一，而乳饮料的配料表中排第一的是水。一定要仔细看产品名称和配料表，加以辨识，别把含乳饮料当奶喝。

 乳房胀痛却没有应对

好遗憾呀

宝妈： 我属于乳房比较敏感的人，怀孕以后乳房胀痛厉害，都说是正常反应，为分泌乳汁做准备呢，我也就一直强忍着了。现在才知道有一些办法是可以帮助缓解疼痛的，真遗憾当时不知道。

 调整饮食、内衣、运动可缓解乳房胀痛

不留遗憾

李大夫： 怀孕因为孕激素的作用，乳房会出现胀痛现象。这时要注意饮食清淡，内衣更换较大的尺寸，适当运动促进血液循环，甚至可以用热毛巾敷一敷。这些措施都对孕期乳房胀痛有所缓解。

吃肉一不小心就过量

好遗憾呀

宝妈： 我是容易发胖的体质，怀孕以后也怕一胖不可收拾，还担心血脂高、血糖高。吃肉有所控制，但是总感觉吃不够，比如炖排骨、红烧鸡块、红烧肉吃不了几块就达到或超过摄入标准了，胃口总是得不到满足，很不开心。不知道有没有人跟我一样为此遗憾。

肉最好配蔬菜食用

不留遗憾

李大夫： 肉类的摄入不宜过量，否则会导致饱和脂肪酸过多。既想控制体重，又不想过量，那就在烹调上花花心思：把肉切成肉丁、肉丝，和蔬菜一起炒；也可以切碎后与其他新鲜蔬菜拌成馅料。这样既能达到荤素搭配的要求，还比较解馋，不会感觉吃的肉少。想吃炖排骨、红烧肉，可以搭配莲藕、山药、土豆、胡萝卜等一起炖制，吃的时候先吃菜再吃肉，这样会比较容易有饱腹感。

早餐吃得不少却总是饿

好遗憾呀

宝妈： 孕早期的时候吃不下，到了孕中期果然胃口特别好，早餐我也吃得挺多，有时候能吃3个豆沙包，一大碗粥，可不到中午就又饿了。每日都是硬撑到中午，现在想想很后悔，要是那时候学点营养知识就不遗憾了。

早餐要有四大类食材

不留遗憾

李大夫： 孕期饭量有所增加，容易饿也是很正常的。每天上午和下午各加餐一次，有助于减少饥饿感。另外，孕期早餐只吃主食远远不够，优质早餐应该有四类食物：首先是主食提供碳水化合物，供给大脑能量；其次是蛋白质类食物即肉、蛋、奶，能延长饱腹感，避免饿得快；第三是蔬菜和水果，能补充膳食纤维、维生素、矿物质，润肠通便；第四是坚果。如果一次性吃不了这么多，可以把水果或坚果留出来上午加餐时吃。

孕妈妈

肚子很明显了

1. 乳房不断增大，乳晕颜色继续加深。乳房分泌浅黄色液体，为哺乳做准备。
2. 臀部更加丰满，外阴颜色加深。
3. 子宫如成人头部大小，腹部明显隆起。
4. 子宫底的高度约与肚脐平。

胎宝宝

长头发了

1. 大脑：仍在发育着。
2. 头发：长了一层细细的异于胎毛的头发。
3. 眉毛：开始形成。
4. 胎盘：直径有所增加。
5. 四肢：骨骼和肌肉不断发育，胳膊和腿不停地活动。

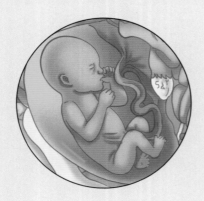

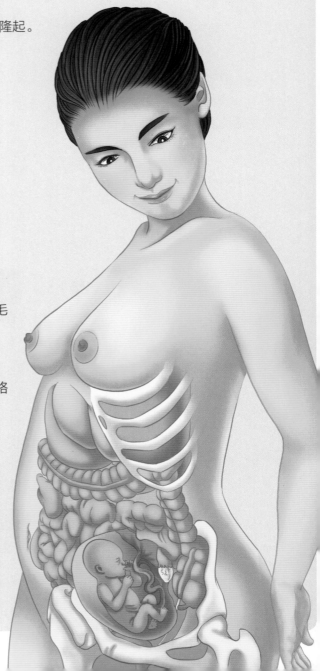

关键营养素：钙、锌、B 族维生素

钙	胎宝宝的生长对钙的需求越来越多，要避免缺钙。
锌	锌是胎儿的智力营养素，孕中期极易缺乏，要注意补充。
B 族维生素	参与体内热量代谢，可提高机体对蛋白质的利用率，促进胎儿生长发育。

可能需要的营养补充剂

补充 DHA

遵医嘱服用

很少吃深海鱼的孕妈妈

叶酸片

每天
400 微克

孕中期

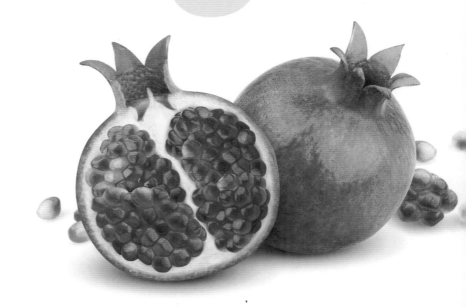

胎儿生长加速期这样吃

总热量不超标，补充脂肪的最佳时期

大多数孕妈妈胃口突然变大，饥饿感总是如影随形。不过，不要因为胃口开了就饮食毫无顾忌了：不能过量进食，特别是高糖、高脂肪食物。如果此时不加限制，会使体重增加过多，胎儿生长过大，给分娩带来一定困难。通过饮食摄入的总热量是影响血糖变化的重要因素，要做到控制进食量：少吃肉，多吃蔬菜，适当吃水果。

孕中期开始，脂肪开始在孕妈妈的腹壁、背部、大腿等部位存积，为分娩和产后哺乳做能量准备。此时是补充脂肪的最佳时期，不要等到孕晚期再增加脂肪摄入，那样只会导致肥胖。孕妈妈可以增加芝麻、花生等不饱和脂肪酸食物的摄入，也可以增加鱼、肉、蛋的摄入量。

钙的需求增加，多吃高钙食物

孕中期开始加速钙的吸收和贮存。为了满足胎儿生长发育的需要，母体会将摄入的钙优先供应给胎儿，以满足胎儿的需求。如果摄入钙不足，母体自身钙吸收降低，诱发小腿抽筋，严重时甚至会出现骨质疏松、骨质软化。因此孕中期要增加优质钙的食物来源，最好每天一杯牛奶，同时增加大豆、豆制品、虾皮、海带、紫菜等的摄入。

注意钙与磷的摄入比例

钙和磷是构成胎儿骨骼和牙齿的重要物质。在妊娠中期，胎儿骨骼和牙齿开始发育，这时需要补充大量的钙、磷和维生素 D。一定要注意钙和磷比例达到 2∶1 时最适合人体吸收。如果孕妈妈钙和磷摄取比例不当，胎儿出生后就有可能患佝偻病和软骨病。含钙、磷的食物有奶及奶制品、海带、黄豆、木耳、花生、动物肝脏以及鱼虾类。绿色蔬菜也可以弥补钙和磷的不足。

保证 B 族维生素摄入量，促进热量代谢和蛋白质合成

孕中期每日的热量有所增加，此时一定不要缺乏 B 族维生素，否则会导致代谢异常。同时，B 族维生素也是胎儿生长发育不可少的，对于胎儿的头发、皮肤生长有重要意义。粗粮杂豆中 B 族维生素的含量最丰富，应增加摄入。

增加食材的种类，确保营养均衡

孕妈妈饮食种类越多越好，可确保膳食结构的合理性和营养的均衡性，避免饮食单一对母体和胎儿的不利影响。孕妈妈每天不重复的食物种类应该达到 12 种，如果每天进食这么多食材有难度，也可以每周为单位，每周达到 25 种。

食材要巧搭配，常换样，要尽量达到荤素搭配、多种颜色搭配、粗细搭配，再好的食物也不能总吃一种。比如，鸡肉虽富含优质蛋白质、脂肪含量低，热量也低，但是不饱和脂肪酸、铁元素含量不高，所以要和鱼、牛肉、羊肉、猪瘦肉等交替吃。再比如，菠菜属于高膳食纤维、高叶绿素食物，也不能天天都吃，要搭配其他蔬菜一起吃。

增加锌的摄入，促进胎儿生长发育

锌参与体内热量代谢，与蛋白质的合成密切相关。胎儿得不到足够的锌会影响大脑发育，出生时低体重和免疫力下降。应多吃牡蛎、肉类、动物肝脏、蛋类等高锌食物，核桃、瓜子等零食也有利于补锌。

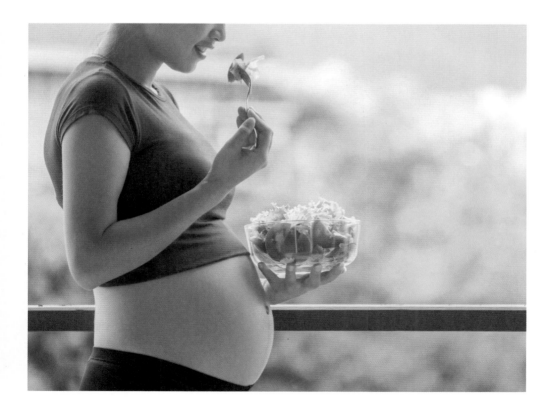

孕 5 月重点吃的食物

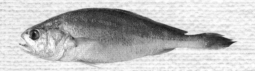

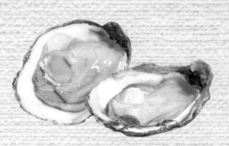

黄鱼
含有蛋白质、钙、钾、硒等成分，能有效清除自由基，孕妈妈常吃可以促进胎宝宝的生长发育。

牡蛎
牡蛎是含锌非常高的食物，锌可以促进胎儿智力发育，避免胎儿在宫内发育迟缓。

黑米
含有钙、铁、锌、硒等矿物质元素，可以抵抗自由基的侵害，还能抗菌、补铁，维护孕妈妈和胎宝宝的健康。

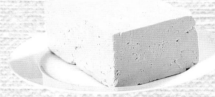

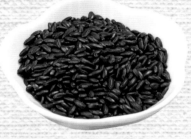

豆腐
豆腐富含钙、镁、蛋白质等，可预防缺钙，还能促进胎儿生长发育。

橙子
富含维生素 C 和多种果酸，能提高免疫力，够促进消化，还有利于促进铁的吸收。

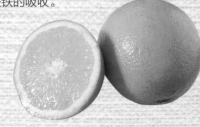

腰果
富含脂肪、蛋白质、钙、磷、铁等，有助于胎宝宝的肌肉、骨骼、大脑发育。

促进胎儿
生长发育

牡蛎香菇冬笋汤

材料 牡蛎 500 克，鲜香菇、冬笋、青
豌豆各 50 克。

调料 清汤 200 克，姜末、香油各 3 克，
盐、料酒各适量。

做法

1. 鲜香菇、冬笋分别洗净，焯水，捞出
切片；牡蛎取肉，洗净，焯水后沥
干；青豌豆洗净。

2. 锅内加入清汤、料酒、盐，烧沸后放
入青豌豆、牡蛎肉、香菇片、冬笋
片、姜末烧沸，淋入香油即可。

一品豆腐汤

材料 老豆腐 100 克，水发海参、虾仁、
鲜贝各 25 克，枸杞子 5 克。

调料 盐、白糖各适量。

做法

1. 老豆腐洗净，切小丁；水发海参剖
开，去内脏后洗净，切小丁，焯水；
虾仁去虾线，洗净，切小丁，焯水；
鲜贝洗净，取肉切小丁，焯水；枸杞
子洗净，备用。

2. 锅置火上，倒入适量清水烧开，放入
老豆腐丁、海参丁、虾仁丁、鲜贝
丁、枸杞子煮 3 分钟，加入盐、白糖
调味即可。

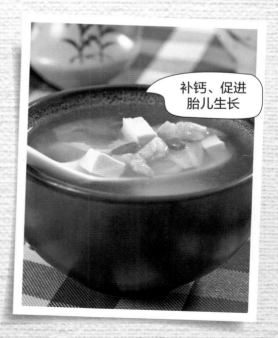

补钙、促进
胎儿生长

来自天南海北的
孕期问题大汇集

1 怀孕5个月了，腹部没有明显增大，是胎儿发育不好吗？

李大夫答： 如果饮食正常、精神状态良好，孕妈妈完全可以放轻松。一般来说，身材矮、较胖的孕妈妈可能腹部增大比较明显，而身材较高、较瘦的孕妈妈在孕5个月时则与孕前几乎没什么差别。但是，如果孕妈妈不但感觉不出腹部增大，还有急剧消瘦的现象，就需要到医院做一下检查了。

2 喝牛奶腹胀、腹泻怎么办？

李大夫答： 有的人喝奶后会出现腹部不适，腹胀、排气增加，这是因为不能分泌足够的乳糖酶来消化牛奶中的乳糖所致，即乳糖不耐受。如何缓解呢？首先，在喝牛奶的时候可以采取少量多次的原则，让肠道逐渐适应，尽量克服乳糖不耐受。一定不要空腹喝牛奶，可以先吃一些面包、馒头等主食来降低肠道应摄入牛奶导致的不适感。其次，可以用酸奶代替牛奶，因为酸奶是经过发酵的奶，在发酵过程中乳糖已经被分解为乳酸，所以乳糖不耐受的人适合饮用。还可以选择乳糖含量极低的低乳糖牛奶饮用，比如舒化奶。

3 喜欢喝豆浆的人，能用豆浆代替牛奶补钙吗？

李大夫答： 就补钙而言，豆浆远不及牛奶，所以孕妈妈如果是为了补钙，不能用豆浆代替牛奶。豆浆更重要的作用是补充人体所需的其他营养物质，如大豆异黄酮、植物固醇等，这些物质能够更好地促进钙的吸收。孕妈妈在保证每天摄入的基础奶量不变的前提下，可以喝一些豆浆，但不能用豆浆替代牛奶来补钙。

4 总是心情不好，吃什么可以缓解？

李大夫答： 孕妈妈要谨防孕期抑郁，可以吃能缓解焦虑的食物来缓解郁闷情绪。香蕉含有一种生物碱，可以振奋精神和提升信心，而且香蕉是色氨酸和维生素 B_6 的重要来源，可帮助大脑制造血清素，缓解精神压力。牛奶有镇静、稳定情绪的作用，而且牛奶中的钙，人体最容易吸取，是孕妈妈平时补钙的主要食品。海鱼含有的不饱和脂肪酸与人体大脑中的"开心激素"有关，吃鱼较多的人，大脑中"开心激素"水平就高，神清气爽、心情开朗。

6 体重增加过多就要节食吗？

李大夫答： 孕期体重增加过多会增加患高血压和生巨大儿的可能性。但是也不要进入饮食的误区，只靠节食来减缓体重增长的速度。正确的方法是，请医生给你一些均衡饮食的建议，科学进餐，适当运动，使自己达到标准体重。

5 吃什么可以让宝宝发质更好？

李大夫答： 孕妈妈可以吃一些富含B族维生素的食物，有助于宝宝的头发浓密乌黑，如坚果、瘦肉、鱼、动物肝脏、鸡蛋、牛奶、豆类、紫菜等。但要注意，坚果、动物肝脏含的油脂比较多，应注意不要摄入过多。

7 如果经常觉得饿，可以吃什么？

李大夫答： 大多数孕妈妈此时胃口会变大，不过不要因为胃口开了，饮食就毫无顾忌了。孕中期，热量摄取仅比之前每天多 300 千卡。如果担心摄入热量过多，可以选择低脂肉类和脱脂牛奶，还可以用低糖水果、全麦面包来做加餐。孕中期体重增长每月低于 1 千克或高于 3 千克都是不适当的，孕妈妈要注意自己监测体重。

孕6月（21~24周）营养：孕育健康宝宝

 总是没吃主食就饱了

好遗憾呀

宝妈：我不排斥主食，不管是在家吃饭还是外出就餐，我们都会准备主食。但是一般上桌先吃菜，往往吃到最后肚子就很饱了还没吃主食呢，所以我即使在孕期也经常不吃主食。现在知道碳水化合物在孕期的重要性，不免感到遗憾。

 改变进餐顺序

不留遗憾

李大夫：调整进餐顺序可以改变吃肉菜过多，不吃主食等情况，保证营养全面又能避免热量过剩。有汤可以先喝点汤润滑肠道，然后吃蔬菜搭配主食，丰富的膳食纤维和水分能把胃填个半饱，有助于减少肉类等的摄入。最后再吃鱼、肉类菜肴，以补充蛋白质。

 孕期完全没为产后恢复做准备

好遗憾呀

宝妈：孕期经常听见其他的孕妈妈谈论体重问题，我本身不爱运动，孕期对于饮食从来都不会太在意热量多少的问题，基本上就是想吃就吃，想喝就喝。可是生完以后身材恢复得不好，现在产后一年半，还比孕前胖15斤。身边很多孕妈妈身材都恢复得挺好的，我不免感到遗憾。

 孕期合理饮食和运动，产后恢复快

不留遗憾

李大夫：孕期如果有一个合理的饮食结构和运动计划，产后恢复的确会顺利很多。所以说讲究孕期营养，其实是保证胎儿正常生长发育的同时，孕妈妈自身也非常受益。除了孕期的努力外，产后如果能母乳喂养，饮食科学合理，注意做瘦身运动，都有助于身材的恢复。

很难每天吃到各种肉

好遗憾呀

宝妈：我经常看各种公众号和健康方面的知识，知道每天吃的食物种类越多越好，但实际上很难操作。比如肉吧，最多能保证每天吃到肉，但是真的很难做到每天既吃鸡肉又吃猪肉，还要吃到鱼。在整个孕期都因此感到遗憾，而且这个问题现在也无解。

预算一周的吃肉总量

不留遗憾

李大夫：每种肉类每天都有推荐摄入量，畜肉、禽肉每天以 40 ~ 75 克为宜，可以以周为单位，分散食用。比如每周鱼、肉类总量为 1000 克以内，鸡蛋不超过 7 个。可以将这些食物分散到每一天，甚至每一餐中。如果做不到每天进食好几种肉类，可以以天为单位交替食用。比如今天吃猪肉，明天改吃鱼虾类，后天吃禽肉。总之，在总量不变的前提下要经常变化，以保证营养均衡，不要在一段时间内只吃一种肉类。

孕期有点挑食

好遗憾呀

宝妈：孕前我对饮食没有什么特殊要求，可是怀孕以后不知道为什么，变得很挑剔，有的食物做出来真是一点都不想吃，或者有时候想吃一样东西，做完又没胃口了。非常遗憾没有什么办法克服这个问题。

挑食严重要咨询医生

不留遗憾

李大夫：怀孕后有一些口味的变化是正常的，比如突然不喜欢吃某样食物了，或者对某样食物可以接受，但是某种特定的做法就很反感，这就需要和家人沟通，从烹调上改变。过分挑食是不好的，如果大部分食物都不想吃，食欲不好，甚至影响了营养摄入，那就要咨询一下医生，看是否需要适当的膳食补充剂。

孕妈妈

身材更加丰满

1. 孕妈妈身体越来越笨，子宫也日益增大压迫到肺，孕妈妈在上楼时会感觉到吃力，呼吸变困难。
2. 上围越来越丰满，此时，需要对乳房进行适当按摩。
3. 小腹明显隆起，一看就是孕妇。
4. 偶尔会感觉腹部疼痛，是子宫韧带受牵拉了。

胎宝宝

外观更接近出生的样子

1. 大脑：快速发育，皮层褶皱并出现沟回，以给神经细胞留出生长空间。
2. 脐带：胎宝宝好动，有时会缠绕在胎宝宝身体周围，但并不影响其活动。
3. 皮肤：有褶皱出现。
4. 肺泡：开始形成。
5. 手脚：在神经控制下，能把手臂同时举起来，也能将脚蜷曲起来以节省空间。
6. 活动增多：胎宝宝的活动越来越频繁，并且开始出现吞咽反应。

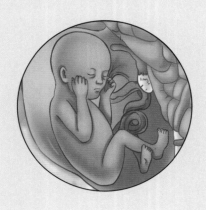
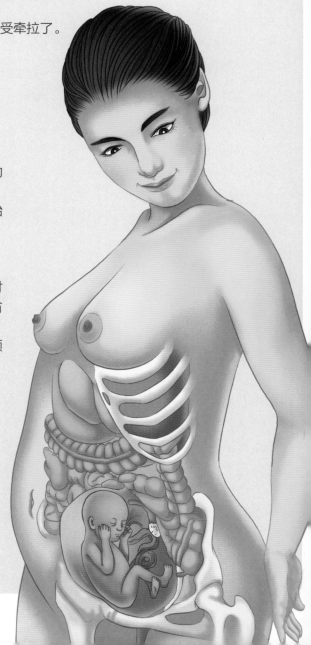

关键营养素：铁、维生素 A、不饱和脂肪酸

铁	孕中期血容量增加，充足地补充铁元素能促进造血，避免孕妈妈因缺铁导致缺铁性贫血，有利于胎儿健康发育。
维生素 A	随着胎儿的视网膜形成，充足的维生素 A 能促进胎儿的视力发育。
不饱和脂肪酸	孕中期也是胎儿大脑细胞增殖高峰期，补充不饱和脂肪酸能促进大脑发育。

可能需要的营养补充剂

补充铁剂

遵医嘱服用

缺铁的孕妈妈

叶酸片

每天
400 微克

孕中期

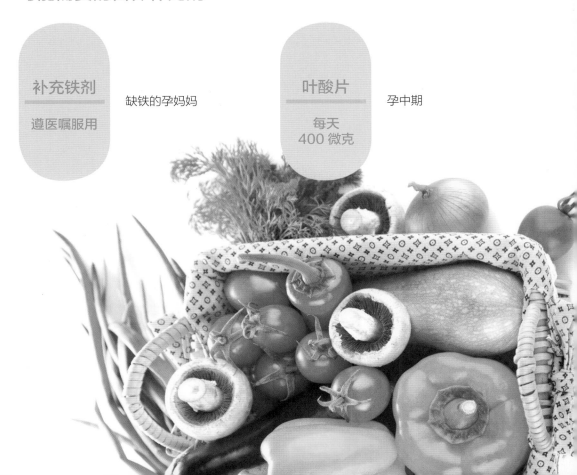

预防贫血、促进大脑发育这样吃

孕妈妈血容量增加，铁要充足

孕中期孕妈妈的血容量大大增加，容易贫血。孕妈妈对铁的需求较大，要增加至每天 24 毫克，比孕前增加 60% ~ 70% 才够用。补铁效果好的是红肉类、动物血、动物肝脏，但也不需要为了补铁每天吃一大块肉，每餐只需要比之前增加一点肉或肝，同时多吃一些富含维生素 C 的食物，如橙子、草莓、猕猴桃、西蓝花、番茄等，维生素 C 能促进铁吸收。

主食粗细搭配

孕妈妈需要全方位的营养，吃主食的时候不宜过于精细，应粗细搭配。因为粗粮杂豆中的铁、钙、锌、硒以及 B 族维生素等含量都比精白米面高，还富含膳食纤维，有利于通便、防肥胖。但是孕妈妈受增大子宫的影响，消化功能有所减弱，吃粗粮也不宜过多，孕妈妈每日粗粮的量可占到碳水化合物摄入总量的 1/3 ~ 1/2。

正确吃蔬菜补充各种维生素

蔬菜富含膳食纤维、矿物质和维生素，其中维生素 C 能促进铁的吸收，辅助预防妊娠贫血。孕妈妈每天摄入蔬菜 300 ~ 500 克，其中深色蔬菜应该至少占总量的一半。此外，蔬菜中的维生素受烹调方式的影响很大，在烹调时做到这几点能最大化保留维生素。

先洗再切

蔬菜洗后再切可以避免水溶性维生素从切口流失，还要注意现吃现做，别提前切好放置太久，这样会造成营养素流失过多。

某些蔬菜最好焯水

菠菜、苋菜、莴笋等草酸含量较高，会妨碍体内铁、钙等的吸收，食用前先焯烫一下可去除大部分草酸。

大火快炒

炒的时候要急火快炒，减少加热时间过长造成的营养流失，炒好立即出锅。

尽量切大块

蔬菜切得越细碎，烹调的时候流失营养的缺口就越多，因此为了更好地保存营养，尽量切大块。

选择健康零食补充营养

营养和胃口要得到保证，补充一些健康零食，可以避免热量过剩，又能补充所需营养。在选择零食的时候，需要选择低脂、低糖、低盐的，还要天然、新鲜，含有叶酸、钙、铁、锌、脂肪酸和膳食纤维等的零食。此外，零食的热量也要计入全天总热量中。

酸奶
富含钙、蛋白质和膳食纤维。

麦片
富含碳水化合物和膳食纤维。

葡萄干
能补气血，利水消肿，含铁丰富。

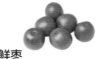

鲜枣
含丰富的维生素C和碳水化合物。

全麦面包
能提供丰富的碳水化合物和膳食纤维。

海苔
富含碘、铁、锌及多种维生素。

增加维生素A的摄入，促进胎儿视力发育

维生素A与胎宝宝的视力发育、皮肤发育、抵抗力提升等关系密切。孕中期每天摄入量为770微克。动物肝脏、动物血、肉类等可直接提供维生素A，红色、橙色、深绿色食物，如西蓝花、胡萝卜、菠菜、南瓜、芒果等所含的胡萝卜素能转化成维生素A。

每天吃点坚果，有助于胎儿大脑发育

花生、核桃、腰果、松子等坚果能补充钙、锌、磷、不饱和脂肪酸等营养，对于胎儿大脑和骨骼发育极其有利。但坚果中的脂肪含量较高，不宜过量食用，每天25～30克是有益健康的。同时要注意少吃含盐的坚果，最好选原味的，加油、加盐会增加热量摄入。

清淡饮食，控制盐分，预防中晚期水肿

正常人每天的食盐建议摄入量是低于6克，孕妈妈可以降低到5克，而对于孕前就有高血压的孕妈妈来说，更要减少食盐摄入量。减少吃盐不仅要控制饮食中的烹调用盐，还应留意松花蛋、咸鸭蛋、味精、番茄沙司、沙茶酱、蚝油、豆瓣酱、甜面酱等中的钠。一些西式的点心含盐量也会很高，食用之前应仔细看包装上配料表中盐的含量。

孕 6 月重点吃的食物

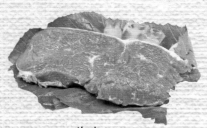

鸡肝
鸡肝可提供大量的维生素 A、铁，还含有钙、硒等成分，对胎儿的视力发育有益，还能预防贫血。

牛肉
牛肉富含蛋白质、铁等，可以促进补铁，还能增强免疫力，促进胎儿组织器官发育。

红豆
红豆富含维生素 B_1、维生素 B_2 以及膳食纤维，能增强饱腹感，避免肥胖，还有助于消除水肿。

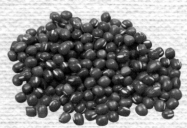

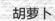

胡萝卜
胡萝卜富含胡萝卜素，进入人体后可转化成维生素 A，能提高孕妈妈免疫力，还有助于胎儿的视力发育。

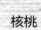

核桃
核桃富含不饱和脂肪酸、钙等物质，能促进胎儿大脑发育，还有助于孕妈妈保养皮肤。

香菇
香菇含有维生素 D、膳食纤维，能帮助钙吸收，还能促进肠胃健康，防治便秘，对增强孕妈妈的抵抗力也有好处。

清心安神、
避免肥胖

莲子红豆粥

材料 糯米、红豆各 30 克，莲子 20 克，
干百合 10 克。

调料 白糖少许。

做法

1. 糯米淘洗干净，红豆洗净，二者分别
   用水浸泡 4 小时；莲子洗净，去心；
   干百合洗净，泡软。

2. 锅内加适量清水煮沸，放红豆煮至六

成熟，放糯米、莲子大火煮沸，转用小
火熬 30 分钟，放入百合煮至米烂粥稠，
再加白糖调味即可。

功效：红豆富含膳食纤维，能避免脂肪堆积，
莲子、百合有安神清心的作用，加入糯米，
口感润滑，适合孕期食用。

注：糖尿病合并妊娠者及妊娠糖尿病患者不
加糖。

豌豆牛肉粒

材料 豌豆 150 克，牛肉 200 克。

调料 蒜片、料酒、酱油各 10 克，水淀
粉 30 克，盐 3 克，姜片 5 克。

做法

1. 豌豆洗净，入沸水中焯至断生；牛肉
   洗净，切成粒。

2. 牛肉粒中加入料酒、盐和部分水淀粉
   拌匀，腌制 15 分钟。

3. 锅中倒油烧热，放入蒜片、姜片爆
   香，倒入腌好的牛肉粒翻炒片刻，加
   入豌豆，调入酱油和剩余水淀粉翻炒
   匀即可。

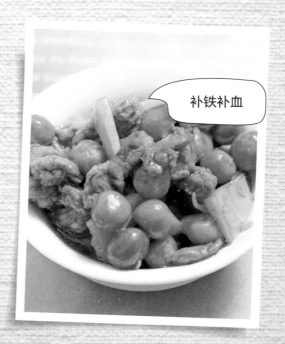

补铁补血

来自天南海北的
孕期问题大汇集

1 吃菠菜是补铁还是影响铁吸收?

李大夫答：菠菜中富含铁，但是不像肉类中的铁那么容易吸收，所以菠菜不能代替肉类来补铁。而且菠菜中含有大量的草酸，对于铁和钙的吸收都有干扰，但这不代表不能吃菠菜。菠菜是非常容易获得的食材，富含膳食纤维、叶绿素、B族维生素和维生素C，能润肠通便，食用前只要将其放入沸水中焯烫一下，就可以去掉大量的草酸，对补铁、补钙都有益无害了。

2 市面上标有"低脂、高钙、高纤"的食品，其衡量标准是什么?

李大夫答：我们见到很多包装食品都打着"低脂、高钙、高纤"的招牌，但是这些高高低低的标准是什么呢？"低脂"食品是指100毫升液态食品脂肪含量低于1.5克；每100克固体食品脂肪含量必须低于3克；而且来自脂肪的热量占总热量的比例不能超过30%。"高钙"食品是指每100毫升液体食物不得含少于120毫克钙。"高纤"食品是指每100克固体食品膳食纤维含量达到6克以上。

3 孕期牙龈出血，饮食上应该注意什么?

李大夫答：如果牙龈总是出血，要去医院查一下血常规和凝血四项，指标显示一切正常，就没必要担心，这只是妊娠期牙龈炎。但一定要特别注意口腔卫生，多吃新鲜蔬菜水果，多喝牛奶补钙。牙龈出血严重时，要适量补铁预防贫血，以免对胎宝宝产生影响。此外，不要吃太硬的食物，尽量煲点粥和汤喝。

4 平时就不爱吃蔬菜，怀孕后也不爱吃，怎么办？

李大夫答： 蔬菜是维生素、矿物质、膳食纤维的主要来源，不爱吃蔬菜极易导致这些营养素缺乏。每天的蔬菜食用量应达到 300 ~ 500 克，而且绿叶菜应占到一半。多吃蔬菜对控制孕期体重、预防便秘的发生特别重要。不爱吃蔬菜的孕妈妈也要尽量调整饮食习惯，根据个人的爱好改变烹调方式，凉拌、清炒，搭配肉类同炒，甚至做粥、做汤。如果已经出现维生素缺乏的症状，要在医生指导下服用膳食补充剂，但主要还是以饮食补充为主。

5 喜欢吃白糖，吃粥、吃菜的时候总是想加糖，怎么办？

李大夫答： 白糖吃得太多首先容易引起肥胖，而且人体代谢白糖还会消耗大量的维生素 B_1 和钙，必定导致人体维生素 B_1 和钙缺失。因此孕妈妈要改变大量吃糖的习惯，如果刚开始不习惯可以用木糖醇代替，逐渐过渡到不加糖。

6 父母皮肤都不太好，吃什么可以让胎儿皮肤好？

李大夫答： 皮肤的特质与颜色，其实很大程度和遗传有关，食物改善的空间很小。但从饮食营养的角度看，能吃一些对宝宝的皮肤发育有帮助的食物也是非常可取的。比如富含维生素 C 和胡萝卜素的蔬果，西蓝花、胡萝卜、番茄、猕猴桃等，有助于让胎宝宝皮肤细腻，奶制品和豆制品类也能促进胎宝宝皮肤细胞的活性。

孕7月（25~28周）营养：养肠道、防便秘

不该留下遗憾的事儿

曾出现羊水少，可能是喝水少

好遗憾呀

宝妈：我孕前就喝水少，没有养成常喝水的习惯，怀孕以后家里人经常提醒我多喝水。我记得大概26周产检的时候，发现羊水有点少，医生还特意嘱咐我要多喝水。现在想想，如果当时多喝水就不会出现羊水少这样的遗憾了。

多喝汤粥等也可以补水

不留遗憾

李大夫：孕期多喝水，除了白开水以外，其他含水的食物和饮品也能为身体补水，但这是补充方式，补水还是要以白开水为主。另外，孕期羊水通过饮食调理没有明显改善时，要注意排查是否是其他疾病所引起的。

经常吃速冻食品

好遗憾呀

宝妈：我怀孕的时候和老公都正常上班，早出晚归的，家里也没有长辈来照顾，所以经常冰箱存放很多速冻食品，像饺子、汤圆、豆沙包、丸子等，这也是无奈之举。不知道是否会影响孩子营养摄入，现在感到有些遗憾。

速冻食品尽量少吃

不留遗憾

李大夫：速冻食品确实快捷方便，但是在运输途中或保存过程，很容易受到污染，口感和营养也远远比不上新鲜食物。孕妈妈经常吃速冻食品来补充能量，可能只是吃饱了，却不能保证充足的营养。而像鱼丸这类食物可能还味精、盐分、脂肪含量过高，对胎儿的发育非常不利。

孕期经常腹泻

好遗憾呀

宝妈： 我在怀孕之前肠胃功能就不太好，吃点辣的就拉肚子。怀孕以后基本不吃辣的了，可还是腹泻了好多次，每次都好担心。现在想想当时及时去医院就没有现在的遗憾了吗。

避免孕期腹泻，以免影响营养吸收

不留遗憾

李大夫： 腹泻会影响营养的吸收，频繁严重时可能会引发子宫收缩导致流产。预防拉肚子，饮食应清淡、少油腻，冷热食物分开食用，制作过程中也要生熟分开，在外就餐注意食品安全，远离容易引起腹泻的食物。一旦发生腹泻要防止脱水，补充电解质，腹泻期间多喝水、多吃粥。

很喜欢吃甜食

好遗憾呀

宝妈： 我喜欢吃各种甜点，自己平时也会动手做做烘焙。怀孕以后，总是听说要少吃甜食，可是我还是控制不住，吃甜食能让我开心。宝宝现在 2 岁半了，也喜欢吃甜的，不知道是否跟我孕期吃甜食多有关。早知道这样，我就该管好自己的嘴。

甜食适当吃可以，不要过量

不留遗憾

李大夫： 孩子的饮食习惯很大一部分会受到大人的影响。孕期吃甜食能让自己开心，可以适当吃一些，但是过量就不好了：会给身体带来发胖、血糖高、血脂高等隐患。如果特别想吃甜味，可优先天然甜味的草莓、苹果等水果，或者选择糖醇类甜味剂加工的食品，比如木糖醇口香糖等。

孕妈妈

容易气喘吁吁

1. 由于大腹便便，孕妈妈重心不稳，所以在上下楼梯时必须十分小心，避免压迫腹部的姿势。
2. 有可能会出现轻度下肢水肿，这是孕妈妈常见的一种现象，对胎宝宝的生长发育及母体的健康影响不大。
3. 到了孕中晚期，腰酸、大腿酸痛、耻骨痛等疼痛都有可能出现，还容易出现尿频的现象。

胎宝宝

器官发育成熟

1. 皮肤：皱纹会逐渐减少，皮下脂肪仍然较少。
2. 大脑：脑组织开始出现皱缩样，大脑皮层已很发达。
3. 听觉：能分辨妈妈的声音，同时对外界的声音有所反应。
4. 视觉：感觉光线的视网膜已经形成。
5. 生殖器：男孩的阴囊明显，女孩的小阴唇明显突起。
6. 四肢：已经相当灵活，可在羊水里自如地"游泳"；胎位不能完全固定，还可能出现胎位不正。

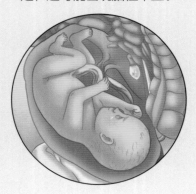

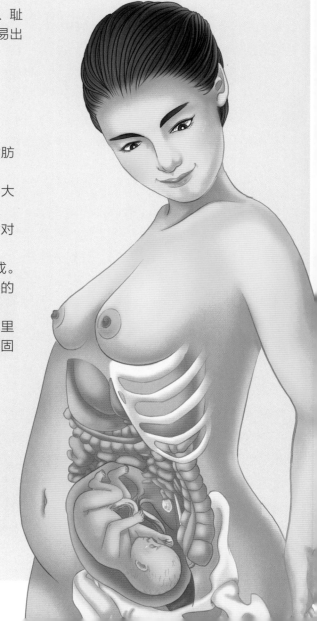

关键营养素：钙、膳食纤维、维生素

膳食纤维	即将步入孕晚期，孕妈妈的肠胃受压迫严重，极易发生便秘，此时要增加膳食纤维，润肠通便。
钙	胎儿牙齿和骨骼的钙化在这一时期加速，为了避免母体缺钙，要多吃高钙食物。
多种维生素	多种维生素能够促进于胎儿的生长发育，应全面摄入各种食物，尤其是含叶酸、维生素 C 丰富的食物。

可能需要的营养补充剂

补充铁剂
遵医嘱服用
缺铁的孕妈妈

补充钙剂
遵医嘱服用
缺钙的孕妈妈

叶酸片
每天
400 微克
孕中期

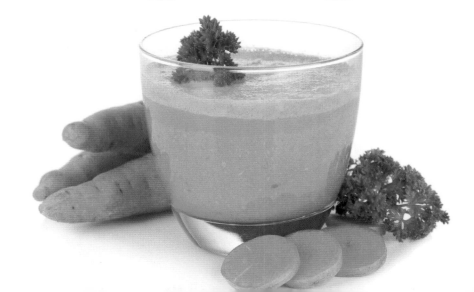

促进胎儿骨骼发育这样吃

不要只吃精白米面，增加膳食纤维防便秘

精白米面中缺乏膳食纤维和 B 族维生素。孕七月，胎儿体重增加快，子宫增大压迫到肠胃，容易发生便秘，需要增加膳食纤维来增加肠动力。全谷物、蔬菜和水果中膳食纤维的含量较高，要适当摄入。

每天一杯酸奶，补钙还调理肠道

酸奶最大的特点是含有乳酸菌，能够维护肠道菌群的生态平衡，抑制有害菌的增殖，可有效缓解慢性便秘。酸奶可以促进肠道健康，对于上班久坐的孕妈妈来说更加有益，可以防止因为缺少运动而导致的消化不良。酸奶中的钙含量很高。体重增长较快的孕妈妈建议选择低脂酸奶或无糖酸奶。

多喝奶制品补钙

整个孕期都要注意钙的补充，补钙最好的食物就是牛奶、酸奶，这些食物中的钙虽然含量不是最高的，但是最利于人体吸收的。因为牛奶中所含的乳糖可以促进钙的吸收，也可以通过孕妇奶粉来补钙。现在的很多孕妇奶粉还添加了多种维生素、矿物质、DHA 等成分，在选择以后要注意计算各类营养的总量，不要过量。

奶酪是很好的奶制品，需要注意的是，吃奶酪一定要适量，吃多了不易消化。而且最好选择低脂低盐的，以免引发妊娠高血压。

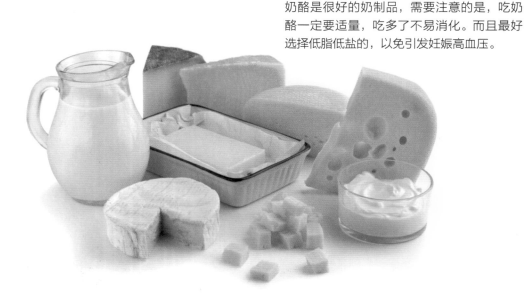

多喝水，保证血液供给和代谢正常

孕中晚期血容量增加，羊水量也增加，孕妈妈要喝够水来供给所需的水分，每天基本要达到 1500 ~ 1700 毫升水（7 ~ 8 杯）的量。补充足够的水对预防便秘、养护皮肤都极有好处。孕妈妈可以每天早上起来，先喝一杯温水润润肠道，其他时间也是随时把水杯放在手边，时不时喝几口，少量多次饮用。

哪种水最好

一般市场上的瓶装水基本分为纯净水、饮用水和天然矿物质水三大类。纯净水是不含任何矿物质的水。饮用水是在纯净水基础上人工添加矿物质，只要达到《瓶（桶）装水卫生标准》（GB19298-2003），确保安全性即可饮用，但不要将其当做补充矿物质的主要方式，因为其中所含的矿物质成分是很少的，往往要喝很多才能达到所需的量。

天然矿泉水是深层地下矿水，含有一定量的矿物质、微量元素或其他成分，但水资源少、稀有珍贵。选购时要注意是否为符合饮用水标准的天然矿泉水。

还有一种直饮水，只要购买的是合格的直饮水，理论上是安全的，但是要注意饮水机的卫生问题。长时间不清理会滋生细菌，最好每个月都清理一次。

以上几种水，孕妈妈可以根据自己的需求选择。但相比而言，自来水烧沸后是最好的，既清洁无菌，又保留了较多的矿物质，还经济安全。

吃含硒的食物，维护孕妈妈心脏健康

硒能维持心脏的正常功能，还可以降低孕妈妈的血压，消除水肿，清除血管中的有害物质，改善血管症状，预防妊娠期高血压等。含硒量丰富的食物有动物肝脏、海产品（海参、鲜贝、海带、鱿鱼、龙虾、海蜇皮、牡蛎、紫菜等）、猪肉、羊肉、蔬菜（番茄、南瓜、大蒜、洋葱、白菜、菠菜、芦笋、西蓝花等）、牛奶和奶制品以及各种菌类。

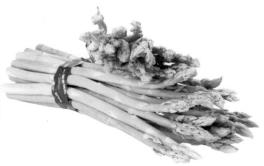

夜间容易饿的孕妈妈睡前可加餐

睡前吃有助于睡眠的食物，可避免夜里饿。最好选择容易消化吸收的奶、粥、全麦面包等，以免增加肠胃负担。

孕7月重点吃的食物

绿豆
绿豆富含蛋白质、钾、钙、磷、膳食纤维等，可综合补充营养，还能清热解毒、利尿祛湿。

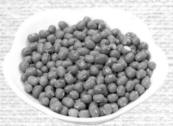

苋菜
富含膳食纤维、钙、钾等成分，经常食用可以帮助孕妈妈改善便秘，还能帮助排除体内多余的钠离子，维持血压平稳。

山药
山药富含黏液蛋白、可溶性膳食纤维等，可以润滑肠道，预防便秘。

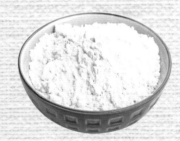

小麦面粉
面粉富含碳水化合物、矿物质，能避免孕妈妈出现疲劳等症状，为孕妈妈补充钙、镁、铁等。

草菇
草菇富含膳食纤维、蛋白质、硒等成分，可以提高孕妈抗病能力，还能促进胎儿发育。

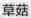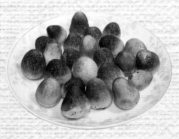

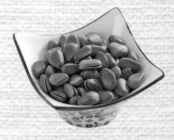

松子
松子富含不饱和脂肪酸、维生素E以及钙、铜等，有利于保护心血管，防便秘。

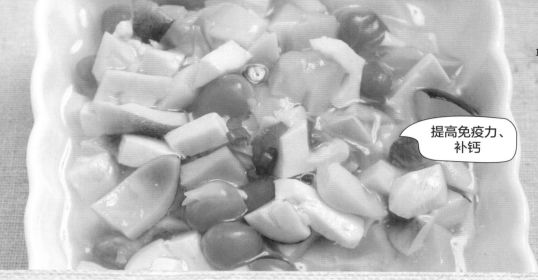

提高免疫力、补钙

草菇烩豆腐

材料 草菇、豆腐各 200 克，豌豆 20 克。

调料 葱末、姜末、盐各 3 克，水淀粉适量。

做法

1. 草菇洗净，对切成两半；豆腐切小块，豌豆洗净。

2. 油锅烧热，爆香葱末、姜末，倒草菇，放豆腐块，烧至入味，放豌豆略炖至熟后，加盐，用水淀粉勾芡即可。

功效：草菇富含膳食纤维、硒，豆腐富含蛋白质和钙，豌豆可提供膳食纤维，三者合炒营养丰富，容易消化，能提高孕妈妈的免疫力，还有助于补钙。

山药木耳炒莴笋

材料 莴笋 200 克，山药、水发木耳各 50 克。

调料 葱丝 3 克，盐 2 克。

做法

1. 莴笋去皮，切片；木耳洗净，撕小朵；山药洗净去皮，切片。

2. 山药片和木耳分别焯烫，捞出。

3. 锅内倒油烧热，爆香葱丝，倒入莴笋片、木耳、山药片炒熟，放盐调味即可。

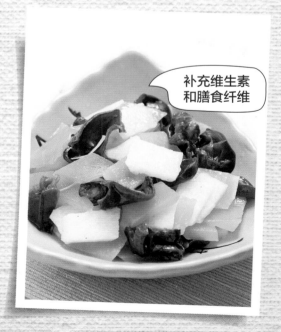

补充维生素和膳食纤维

来自天南海北的孕期问题大汇集

1 怎样避免摄入含大量香精和色素的零食？

李大夫答：零食是正餐的补充，孕期需要大量的热量及营养素，孕妈妈仅通过三顿正餐不能摄入足够的营养，可以通过加餐或零食来补充。但零食的选择是有讲究的，要尽量少选甜饮料。糕点等食物通常由色素染制的花纹、斑点等装饰，最好不吃，以免造成体内锌等营养不必要地流失。

2 大豆和绿豆、红豆有什么区别，孕期应该多吃哪种？

李大夫答：大豆除了黄豆，还包括黑豆、青豆。杂豆是指扁豆、绿豆、红豆、豌豆、芸豆、鹰嘴豆、蚕豆等。大豆和杂豆的营养成分是有区别的，大豆和其制品中最宝贵的是蛋白质含量高，而且是优质蛋白质，可以和肉类媲美。而杂豆中的碳水化合物含量高，多当粮食食用。

3 饮食很介意胆固醇，怀孕以后还是限制胆固醇摄取，会有问题吗？

李大夫答：胆固醇的来源有两种，一个是自身合成，一个是食物摄入。基本上孕妈妈自身的合成就能满足胎儿发育需求了，如果孕妈妈血脂不高，不用刻意改变低胆固醇的饮食模式。当然也不要专门摄入高胆固醇食物，最好的做法是保持低胆固醇饮食，而当接触到富含胆固醇食物时不要过分排斥就可以了。比如猪肝、蛋黄等，在提供胎儿所需的维生素A、铁等的同时可能会带来一些胆固醇，不要排斥，适当食用也无妨。

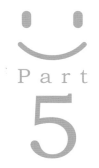

Part

5

孕晚期（孕8～10月）不留遗憾营养方案

孕晚期如何管理营养

孕晚期胎儿发育的特点

孕晚期胎儿生长最快，是胎儿脑细胞和脂肪细胞增殖的敏感期，很多器官已经发育得比较完善，这个时期要避免长得过大，影响分娩。孕晚期也是孕妈妈患妊娠肥胖、妊娠高血压、妊娠糖尿病的高发期，要避免增重太多。

孕晚期的膳食原则

1 应注意补充含蛋白质、磷脂和维生素丰富的食物，以促进胎儿智力发育。

2 限制脂肪和糖类食物，以免摄入热量过多，胎儿长得过大，影响分娩。

3 孕晚期要比孕中期增加热量摄入，每日比孕前增加450千卡（大约50克大米+200克牛奶+100克草鱼+150克绿叶菜所含的热量）。

4 孕晚期要增加蛋白质的摄入，每日总量要达到85克（一般掌心大小的一片牛肉含20克蛋白质），尤其要增加优质蛋白质。

5 全面而均衡地摄入矿物质和维生素，尤其是钙、铁、锌、铜、维生素 B_1 的摄入要充足。

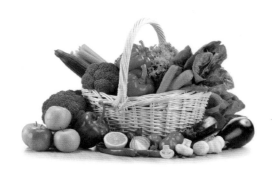

孕晚期每日营养素需求量是多少

种类	含量
蛋白质	85 克
脂肪	占总热量 20%～30%
碳水化合物	占总热量的 55%～60%
维生素 A	770 微克
维生素 D	10 微克
维生素 B_1	1.5 毫克
维生素 B_2	1.5 毫克
维生素 B_6	2.2 毫克
叶酸	600 微克
维生素 C	130 毫克
钙	1000 毫克
铁	29 毫克
碘	230 微克
锌	9.5 毫克
硒	65 微克

孕晚期如何管理体重

孕晚期体重上升快，但每周增重不要超过 400 克。32 ~ 35 周这个阶段胎宝宝长得最快，胎儿长到 48 ~ 51 厘米，体重最好控制在 3000 ~ 3500 克。孕妈妈体重上升非常快，即使吃得不多也会长得很快，如果早期、中期体重控制合理，孕晚期控制在每周增重 350 ~ 400 克。

孕晚期的运动

孕晚期，孕妈妈的身体负担更大，可以延续孕中期的运动习惯，并且在家中、工作和户外有意识地参加运动。如果肩背部疼痛，也可以借助拉伸带等做自己觉得舒适的动作。

孕晚期是静脉曲张高发的阶段，有此症状的孕妈妈可以在平地上或低平台上，做绷脚尖和勾脚尖的交叉练习，每侧练习 20 次，每次 3 组。

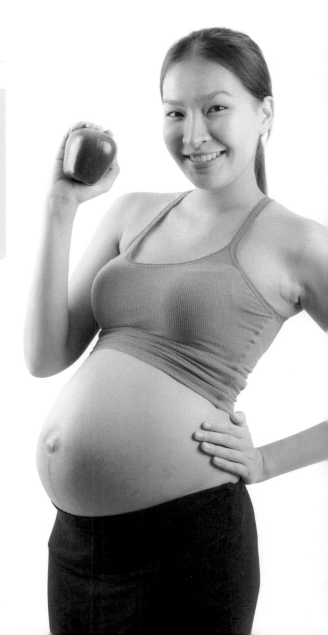

孕8月（29~32周）营养：长胎不长肉

不该留下遗憾的事儿

得了胃食管反流

好遗憾呀

宝妈：我在孕期查出了胃食管反流，真是很难受。医生了解了我的情况以后说，可能主要是因为平时吃饭太快、加上爱吃辣的。这种习惯到了孕期以后，体内激素变化，就容易引发疾病。现在想想，如果平时注意养成饮食习惯就好了，不免因此遗憾。

细嚼慢咽、少食多餐

不留遗憾

李大夫：吃饭太快，食物没有充分咀嚼会加重胃肠负担，容易引发胃平滑肌痉挛从而发生胃食管反流。经常吃得太饱，经常吃辛辣、刺激性食物和高脂肪食物，以及吃完就睡等不良习惯都可能是诱因。要规避这些不良习惯，多吃蔬菜、水果及含丰富膳食纤维的食物，少吃油炸、太甜、太酸的食物和辛辣刺激食物，少量多餐、细嚼慢咽、多喝温水，每天适当运动。

孕期失眠却没有食疗缓解

好遗憾呀

宝妈：我在孕期，尤其是月份比较大的时候，总是睡不好，有时候真想吃点安眠药缓解，但又怕伤害宝宝，很遗憾我没有借助其他的方法来调节，搞得自己曾经那么烦躁。

轻微失眠可自我调节

不留遗憾

李大夫：如果是轻微的失眠可以选择一些助眠的食物，比如睡前喝杯热牛奶，或者吃南瓜子、腰果等含有色氨酸的食物，能稳定神经。同时注意放松心情，睡前听音乐、温水泡脚。如果失眠已严重影响生活，一定要及时就医。

四季豆中毒

好遗憾呀

宝妈： 孕晚期的时候，中午在单位食堂吃了四季豆，晚上回家恶心呕吐，第二天症状就消失了。同样吃了四季豆的同事也有此症状，才想到可能是四季豆没熟而引起的中毒反应。我赶紧去医院，并且做了 B 超，好在没影响孩子，真是太惊险了。不知道有没有跟我一样不注意饮食安全留下遗憾的宝妈。

避免食源性疾病

不留遗憾

李大夫： 生的或者未彻底熟的四季豆，含有丰富的皂素和红细胞凝血素，这两种毒素强烈刺激人体胃肠道，引起中毒症状，一般潜伏期是 2 ~ 4 小时，主要症状就是恶心、呕吐、腹痛、腹泻。食物中毒属于食源性疾病，孕期出现这种情况是非常危险的，饮食上一定要加以注意，尤其是进食四季豆、蘑菇的时候，要格外警惕。

不知道该选哪种奶

好遗憾呀

宝妈： 我孕期每天至少一杯牛奶，但是并不知道各种奶有什么差别，巴氏消毒奶也喝，常温奶也买，基本上到了超市看到什么就买什么了。现在想想，我真是太粗心大意了，我应该为了孩子的健康多用点心才对，好遗憾。

巴氏消毒奶和常温奶各有优点

不留遗憾

李大夫： 巴士消毒奶杀菌温度低，保质期短，一般 48 小时左右，口感要比常温奶好一些，而且保留了更多的生物活性成分，维生素 B_1 等损失少，但在碳水化合物、脂肪和蛋白质、钙的含量方面，二者差别不大。从安全角度看，常温奶杀菌温度高，几乎杀死了全部的微生物和一些耐热的芽孢，然后在无菌条件下灌装密封，可以说是无菌状态，更安全。孕妈妈可以根据自己的需求来选择。

孕妈妈

胃口又变差了

1. 孕妈妈的肚子越来越大，有时会感到呼吸困难。
2. 乳头周围、下腹及外阴部的颜色越来越深，肚脐可能被撑胀向外凸出；妊娠纹和脸上的妊娠斑更明显了。
3. 妊娠水肿会加重；阴道分泌物增多，排尿次数也更频繁了；还可能会出现失眠、多梦，进而加重紧张、不安。

胎宝宝

可以控制体温了

1. 皮肤：胎宝宝皮肤的触觉已发育完全，皮肤由暗红变成浅红色。
2. 头发：胎宝宝已经长出胎发。
3. 大脑：第 31 周，胎宝宝的大脑中枢神经已经可以控制自己的体温了。
4. 视觉：眼睛能辨认和跟踪光源。
5. 内脏器官：肺和胃肠功能已接近成熟，消化器官能分泌消化液。
6. 生殖器：男宝宝的睾丸这时正处于从肾脏附近的腹腔，沿腹沟向阴囊下降的过程中；女宝宝的阴蒂已突现出来，但并未被小阴唇所覆盖。
7. 四肢：手指甲也已很清晰。身体和四肢还在继续长大，最终要长得与头部比例相称。

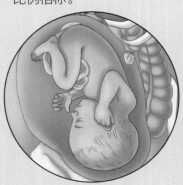

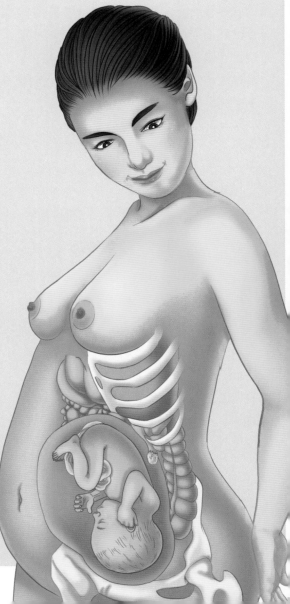

关键营养素：蛋白质、DHA、牛磺酸

蛋白质	孕晚期是胎儿生长加速期，需要更多的蛋白质供给。
牛磺酸	牛磺酸是一种氨基酸，能促进视网膜的发育，同时促进大脑生长发育。
DHA	大脑发育的黄金营养素，参与胎儿脑细胞的形成和发育。

可能需要的营养补充剂

补充铁剂　　缺铁的孕妈妈

遵医嘱服用

DHA 胶囊　　吃鱼少的孕妈妈

每天
300 微克

叶酸片　　孕晚期

每天
400 微克

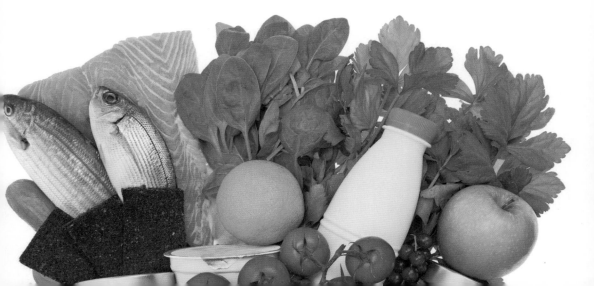

孕妈妈饭量变小这样吃

孕晚期每天增加 450 千卡热量

孕晚期，胎宝宝生长迅速，孕妈妈每天比孕前增加 450 千卡热量才能满足需要。增加热量要避免单纯依靠增加糖、脂肪这些纯热量食物，而应该选富含优质蛋白质的食物，如奶类及奶制品、大豆及豆制品等。

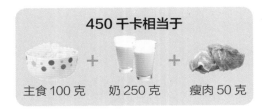

450 千卡相当于

主食 100 克 ＋ 奶 250 克 ＋ 瘦肉 50 克

适当限制饱和脂肪酸，避免胎儿太大影响分娩

孕中期是补充脂肪最好的时期，孕晚期是胎儿生长最快的阶段，也是胎儿脂肪细胞的增殖敏感期。因此孕妈妈饮食上要对脂肪，特别是饱和脂肪酸适当限制，以免热量过多导致胎儿长得太大，影响分娩。

适当减少碳水化合物，以免热量过多

孕妈妈在孕期要保证碳水化合物的摄入，否则会出现低血糖、头晕、乏力等症，同时也会影响胎宝宝的发育。但是孕晚期妈妈摄入碳水化合物的量也不宜过多，否则会导致体内储存多余的热量，进而引起血糖升高和肥胖等。

孕晚期蛋白质每日摄入 85 克

孕晚期要满足胎宝宝生长发育的需要，每日蛋白质摄入量要增加到 85 克。如果蛋白质摄入严重不足，也是导致妊娠高血压发生的危险因素。所以孕妈妈每天都应摄入充足的蛋白质，并注意优质蛋白质的比例应达到总蛋白质摄入量的一半，优选低脂肪的肉类、鱼类、蛋类、豆制品等。

选容易消化的食物，烹调要清淡少盐

随着孕期的增加，到了孕晚期，子宫加大，压迫肠胃，孕妈妈的消化能力有所减弱，要选择容易消化的食物，比如豆腐、鸡蛋、蔬菜等，也要选择容易消化的烹调方式，比如蒸、煮、炖，以减轻胃部负担。饮食太咸，容易加重水肿，给肾脏造成负担，要避免。而且孕期饮食清淡，对胎儿出生后的口味也有正面影响。

胎儿智力发育增速期，供给充足的 DHA、卵磷脂等

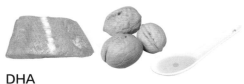

DHA

三文鱼等深海鱼，以及藻类、核桃、橄榄油等。

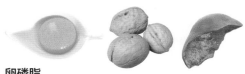

卵磷脂

大豆、蛋黄、核桃、坚果、肉类及动物内脏。

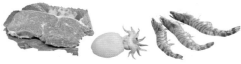

牛磺酸

牛肉、青花鱼、墨鱼、虾等。

孕晚期是胎儿的脑细胞数量增加的最后时期，也是智力发育的关键期，此时孕妈妈要为胎宝宝供给大脑发育所需的物质：DHA、卵磷脂、牛磺酸等。

孕晚期饭量减小，选营养密度高的食物

孕晚期，孕妈妈的胃受到压迫，吃点就饱，但实际上所摄取的营养却不一定够用。所以这时候要注意选择营养密度高的食物。营养密度是指单位热量的食物所含某种营养素的浓度。也就是说，吃营养密度高的食物，一口咬下去能获得的有益成分多，既能补充营养，又能避免体重过多。

营养密度高的食物

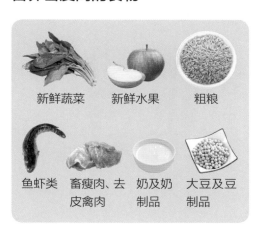

新鲜蔬菜　　新鲜水果　　粗粮

鱼虾类　　畜瘦肉、去　奶及奶　　大豆及豆
　　　　　皮禽肉　　　制品　　　制品

营养密度低的食物

高糖、高添加剂食物

方便面、起酥面包、蛋黄派、油条等。

高盐食物

咸菜、榨菜、腐乳等。

高脂肪食物

肥肉、猪皮、猪油、奶油、棕榈油、鱼子等，以及炸鸡翅、炸薯条、油条等油炸食物。

饮料

碳酸饮料、高糖饮料。

孕 8 月重点吃的食物

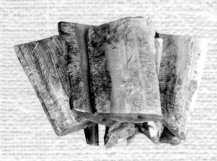

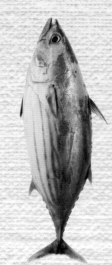

金枪鱼

金枪鱼属于低脂肪、高蛋白质鱼类，还富含珍贵的DHA，钙、磷等成分也较高，能促进胎宝宝大脑发育，还有助于强健骨骼。

带鱼

带鱼富含蛋白质、DHA、卵磷脂等，既能补充蛋白质，又能促进胎儿大脑发育。

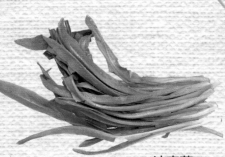

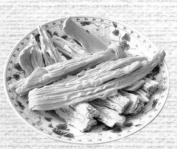

芥蓝

芥蓝可提供胡萝卜素、维生素C和膳食纤维等，可润肠通便，帮助消化。

油麦菜

油麦菜富含膳食纤维和维生素C，能通便排毒，还能改善睡眠。

腐竹

腐竹富含蛋白质、钙，能补充钙质，促进胎儿骨骼和大脑发育。

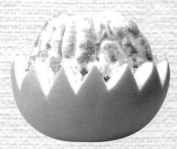

柚子

柚子富含天然叶酸、维生素C，能提高孕妈妈的免疫力，还能帮助身体吸收钙、铁等营养素。

促进胎宝宝
大脑发育

红烧带鱼

材料　净带鱼段 400 克，鸡蛋 1 个。

调料　姜片、蒜瓣、酱油、白糖、醋、料酒各 10 克，盐 3 克，葱段、淀粉适量。

做法

1. 带鱼段洗净，用料酒和盐腌渍 20 分钟；鸡蛋磕入碗内打散，将腌好的带鱼放入碗内；将酱油、白糖、料酒、醋、淀粉和适量清水调成味汁。

2. 锅置火上，倒油烧至六成热，将裹好蛋液的带鱼段下锅煎至两面金黄，备用。

3. 锅内留底油烧热，下姜片、蒜瓣爆香，倒入一半味汁，放带鱼段，烧开后改小火炖 10 分钟左右，汤汁浓稠时撒葱段，淋入剩余一半味汁即可出锅。

功效：带鱼属于深海鱼，是 DHA 的主要来源，有利于促进胎宝宝大脑发育的功效。

白灼芥蓝

材料　芥蓝 300 克。

调料　葱丝、酱油各 5 克，白糖、盐各 3 克，香油少许。

做法

1. 芥蓝洗净，去根部粗皮，放入沸水锅中焯至断生后捞出，放盘中。

2. 将酱油、白糖、盐、香油和少许水对成白灼汁，倒入锅内烧开后浇在芥蓝上，撒葱丝即可。

功效：芥蓝是深色蔬菜，能提供丰富的叶酸、膳食纤维、维生素 C 等物质，有利于促进孕妈妈孕期健康。

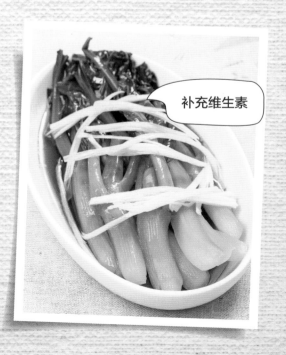

补充维生素

来自天南海北的
孕期问题大汇集

1 孕期如何吃好晚餐？

李大夫答：晚餐后人的活动量比较小，吃得太多、太好，热量无处消耗，只能变成脂肪赖在体内，时间长了会导致肥胖、高血压、血脂异常、糖尿病、动脉硬化等慢性疾病。所以，晚餐是最应该清淡的一餐，摄入的热量不超过全天所需总热量的30%就够了。

晚餐要遵循低热量的原则，但也是一天中对营养查漏补缺的好时机。如果你早餐和午餐没有吃到足够多的种类，可以在晚餐的时候弥补一下，实现全天营养均衡。比如，前两顿没吃粗粮，晚上就蒸个红薯或煮点杂粮粥；前两顿没吃够300～500克蔬菜，晚餐就来一大盘蔬菜；前两顿没吃豆制品，晚上就该来个豆腐或喝点豆浆。

2 吃完饭胃部总是有烧灼感，如何缓解？

李大夫答：到了孕晚期，子宫进一步增大，挤压胃部，容易造成进食后不适。如果出现这种情况，日常饮食要少食多餐，避免吃得过饱。平时随身带些有营养且好消化的小零食，饿了就吃一些。少吃高脂肪食物和油腻的食物。吃东西的时候要细嚼慢咽，否则会加重肠胃负担。

3 怎么吃能促进产后乳汁分泌？

李大夫答：孕期的营养储备，不只为了满足孕妈妈自身的身体变化和胎宝宝生长发育的需要，也是为产后哺乳做准备。孕期平衡膳食，并保持适宜的体重增长，使得孕妈妈身体有适当的脂肪储备和营养储备，有利于产后泌乳。孕期增加的体重中，有3000～4000克是为了产后哺乳做准备的。在营养均衡的基础上，注重优质蛋白质、不饱和脂肪酸以及钙等的摄入，能在一定程度上保证产后乳汁分泌。

4 在外面用餐时怎么点菜?

李大夫答: 餐馆里的饮食虽然可能比家里的饭菜香,但往往油脂和盐都比较多。因此,最好不要经常在外就餐,即使非去不可,孕妈妈在点菜的时候要注意除了肉类食品外,应该点豆腐、青菜和水果沙拉作为配餐,以保证营养均衡。尽量不选烧烤、冷荤凉菜、生鱼片、海鲜等高风险食物。如果打包剩菜,回家后要尽快冷藏,下次食用前要加热。

5 血糖有点高,烹调中要注意什么?

李大夫答: 食物颗粒越小,血糖生成指数越高,所以一般薯类、蔬菜等不要切得太小,更不要做成泥状,否则对血糖控制不利。烹调中还要注意将高、中、低血糖生成指数的食物一起烹饪。这样可降低血糖生成指数,如在大米中加入燕麦等粗粮同煮。

6 吃饭速度快,需要纠正吗?

李大夫答: 吃饭时咀嚼不充分,与唾液不能充分混合,食物进入胃肠道后会影响身体对食物的消化吸收,食物中的营养被人体利用不充分,久而久之会出现营养不良。而一些富含膳食纤维的食物,如果咀嚼不充分,还会增加胃肠道的消化负担。所以,孕妈妈要养成细嚼慢咽的吃饭习惯,让食物的营养充分为身体所用。

7 孕期能吃火锅吗?

李大夫答: 火锅的原料是羊肉、牛肉、猪肉等,这些肉片可能含有弓形虫等寄生虫。吃火锅时习惯把鲜嫩肉片放到煮开的烫料中稍稍一烫即进食,这种短暂的加热并不能杀死寄生虫,所以孕妈妈最好减少吃火锅的次数。如果一定要吃,也注意肉类要彻底煮熟后再吃,以减少感染寄生虫的可能。

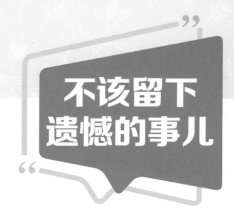

不该留下遗憾的事儿

孕9月（33～36周）营养：做好出生前储备

孕晚期体重疯长

好遗憾呀

宝妈：孕早期的时候吃不下；到了孕中期能吃下了还得担心体重超标，也是有所控制；到了晚期，食欲特别好，以为马上要"卸货"了，胖不到哪去，所以就没有管好嘴，结果连续3周，每周长2斤多。现在孩子快2岁了，身材跟孕前判若两人，现在想想，真是遗憾不已。

孕晚期增重快，一定要控制

不留遗憾

李大夫：孕妈妈不要以为进入孕晚期了，马上就生了就放松自己。这是胎儿生长发育最快的阶段，也恰恰是孕妈妈最容易体重疯长的阶段。有统计发现，大部分孕妈妈60%的多余体重就是在这个时期长的。所以越到孕晚期越要讲究饮食健康规律，保证足够的营养，但不要增加额外的热量，否则只会让自己变胖。

孕期长胖太多，顺产侧切了

好遗憾呀

宝妈：我怀孕的时候一直到孕中期都挺稳定的，体重增长也算合理。本以为到了后期也不会有什么波动了，结果最后这段时间跟气儿吹起来似的，胖了很多。最后虽然是顺产的，但是因为孩子大，侧切了，多遭了一茬罪。现在都为最后一哆嗦没控制好体重感到遗憾。

孕晚期也不要大意

不留遗憾

李大夫：孕晚期其实是孕妈妈体重最容易超标的阶段，饮食上的任务是既要保证营养充足，又不能过剩。一般到孕9个月的时候，医生会给胎儿估重，如果已经到3000～3500克，饮食上就要控制了，以避免胎儿长很多。孩子越大，剖宫产的概率越大，顺产侧切和撕裂的可能性也越大。

临产前非常焦虑

好遗憾呀

宝妈： 我记得我是预产期前两周休的产假；差不多候天天数着日子，走路怕生在路上，洗澡怕生在厕所；一会儿担心没奶，一会儿担心太疼。但事实上，一切都是慢慢发生的，从肚子开始疼到生，有足够的时间去医院，而且也勇敢顺产了。当时我真的不该那么焦虑，让宝宝也跟着着急了，现在想想觉得不该让宝宝受到我这种焦虑的影响，不免有些许遗憾。

吃缓解焦虑的食物

不留遗憾

李大夫： 到了这个月，很多孕妈妈都会产生产前焦虑现象，这不仅影响母婴的健康，而且不利于分娩。孕妈妈最好事先了解分娩的全过程及可能出现的情况。了解分娩时该怎样配合医生，提前进行分娩前的训练，对减轻孕妈妈的心理压力会有很大的好处。另外，孕妈妈可以吃一些深海鱼、香蕉和富含 B 族维生素的深绿色蔬菜等，有助于缓解焦虑。

总是饥一顿饱一顿

好遗憾呀

宝妈： 我是忙碌的上班族，怀孕以后也正常工作，生之前的 3 天才离开工作岗位，有时候开会错过饭点，太忙了也只能将就一口，空闲的时候就可以坐下来好好吃。有时候想想真的挺愧对宝宝的，并对此遗憾不已。

一天三顿饭按时按点吃

不留遗憾

李大夫： 胎宝宝的营养完全靠孕妈妈供给，三餐按时按点吃才能保证胎宝宝获取所需要的营养。孕妈妈饿肚子就等于胎宝宝饿肚子，会影响胎宝宝的正常发育。饿了一顿后下一顿又吃得多，多余的热量会转化成脂肪储存在体内。所以，孕妈妈要避免过饥过饱，三餐按时吃，在三餐之外适当加餐。

孕妈妈

体重增长快

1. 由于胎头下降压迫膀胱，孕妈妈会感到尿意频繁。骨盆和耻骨联合处有酸痛不适感，腰痛加重。
2. 这个月末，孕妈妈体重的增长达到高峰。现在需要每周做一次产前检查。如果胎宝宝较小，医生会建议你增加营养；如果宝宝已经很大，医生可能会让你适当控制饮食，避免分娩困难。

胎宝宝

有表情了

1. 皮肤：皱纹相对减少，呈淡红色。
2. 表情：能表现出喜欢或厌烦的表情。
3. 听力：已充分发育。
4. 生殖器：男宝宝的睾丸已经降至阴囊中，女宝宝的大阴唇已隆起，左右紧贴在一起，性器官已发育齐全。
5. 消化、呼吸、泌尿系统：第33周，胎宝宝的呼吸系统、消化系统已近出生时，到第36周，两个肾完全成形。
6. 四肢：皮下脂肪较为丰富，指甲长到指尖部位。

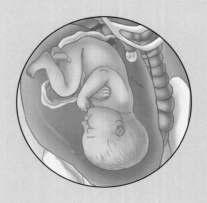

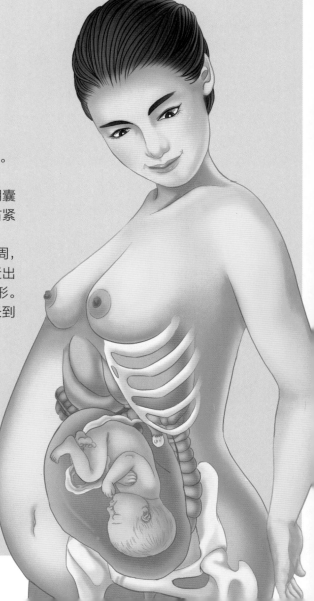

关键营养素：维生素 B₁、铁、膳食纤维

铁	孕晚期要重视铁的补充，每日达到 29 毫克，此时是贫血的高发期，而且临近分娩，需要必要的储备。
维生素 B₁	是孕晚期很重要的一种维生素，如果体内缺乏会引起呕吐、倦怠，并在分娩时导致子宫收缩乏力，产程延长。
膳食纤维	孕晚期胎儿增大，肠胃受到的挤压更严重，孕妈妈的肠道蠕动减慢，增加膳食纤维的摄入能增加肠动力，避免便秘。

可能需要的营养补充剂

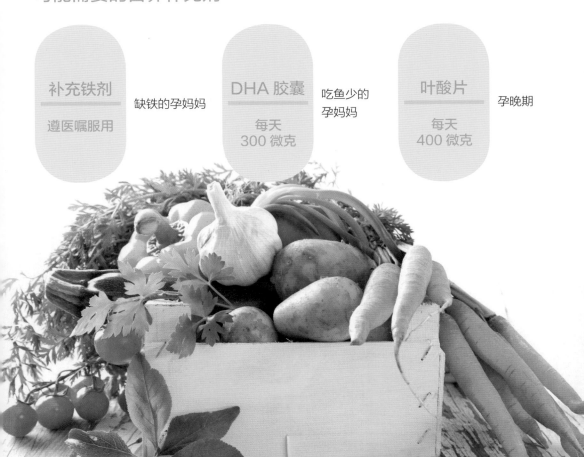

补充铁剂
遵医嘱服用
缺铁的孕妈妈

DHA 胶囊
每天
300 微克
吃鱼少的
孕妈妈

叶酸片
每天
400 微克
孕晚期

做好营养储备这样吃

少食多餐，减轻胃部不适

孕晚期，胃部受到挤压，胃容量变小，为保证胎儿生长发育的需要，应少食多餐，将一日三餐改成五次，以通过少吃、勤吃的方式摄取膳食中的各种营养素和热量来满足孕妇和胎儿的需要。在食物的选择上，尽量选择营养素含量高、体积小的食物，可以不必增加主食，多吃些蔬菜、水果、乳制品。这样更有利于营养的均衡。

少吃含糖高的食物

孕晚期的饮食需求比之前有所增加，但要注意选择营养素含量高的食物，比如牛奶、水果、豆制品等，这样才能补充足够的营养与热量。不要增加蛋糕、糖果这些高糖分、营养低的食物，否则这些糖分会转化成多余的脂肪储存在体内。而且高糖食物吃得太多，会影响蛋白质等营养素的摄入，无法得到均衡全面的营养。

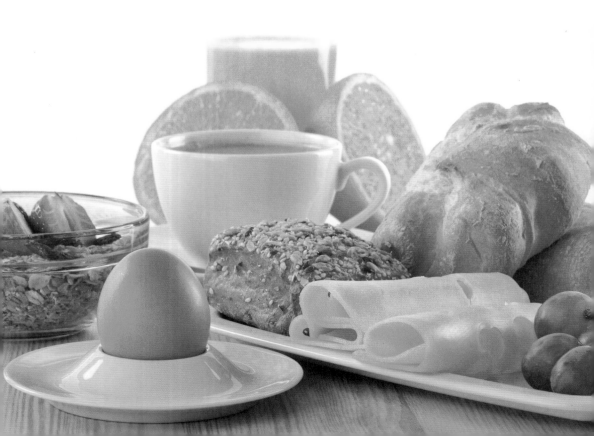

少吃难消化的黏食物和高脂肪食物

孕晚期，受增大子宫的影响，孕妈妈的胃肠分泌消化液能力降低，对食物的消化能力也下降，因此不建议吃难消化的食物，比如黏腻食品、高脂肪食物等，以免增加肠胃负担。

储存充足的维生素 B_1，为分娩做准备

孕晚期孕妈妈可适当多吃些富含维生素 B_1 的食物，如果体内维生素 B_1 不足，容易引起孕妈妈呕吐、倦怠、体乏，还可能会影响分娩时子宫的收缩，导致产程延长，分娩困难。牛奶、牛肉、花生、鸡肉、猪瘦肉等都是维生素 B_1 的好来源。

供给充足的铁，预防孕晚期贫血

孕晚期铁的供给量要比孕中期有所增加，达到每日 29 毫克。孕晚期缺铁可能导致早产，如果分娩时贫血可能需要输血，因此孕晚期补铁非常重要。补铁的原则是通过肉类、动物肝脏、动物血和富含维生素 C 的食物综合摄入。

控制盐分摄入，预防妊娠高血压

孕晚期是妊娠高血压的高发期，每日摄入盐要控制在 6 克以下，除了酱油、味精、鸡精、豆瓣酱这些高盐食物以外，加工食物和奶油、甜点、挂面中的盐分也很高，食用时要注意查看食物营养成分表。

控盐主要是为了控钠，加工食品，如加碱、加发酵粉、加小苏打的面食和糕点，也含有不少钠，要注意规避。购买预包装食物时一定要看配料表中是否含有谷氨酸钠、小苏打（即碳酸氢钠）等添加剂。

锌、碘、膳食纤维要适量补充

孕晚期要特别关注锌、碘、钙、铁等营养素的供给，不过量、不缺乏、补充充足，促进胎儿的智力和体格发育，为出生做好准备。瘦肉、蛋类、坚果、海产品等要均衡摄入。

食欲不佳时怎么烹调

孕妈妈食欲不佳的时候，应该通过食材的颜色搭配、摆盘、调味等方式促进食欲，不建议采用重盐重油的烹饪方式来改善食欲。

孕晚期肠道功能减弱，孕妈妈容易便秘，要增加富含膳食纤维食物的摄入，尤其是蔬菜和水果，比如芹菜、油菜、白菜、空心菜、菠菜、莴笋、苹果、香蕉等。

孕 9 月重点吃的食物

猪瘦肉

猪瘦肉富含维生素 B₁ 和优质蛋白质，易被充分利用，能促进胎宝宝生长，有助于分娩顺利。

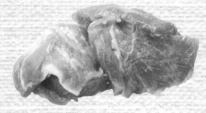

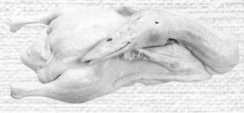

鸭肉

含有优质蛋白质、不饱和脂肪酸，有助于胎宝宝大脑神经发育，还能保护孕妈妈的心血管。

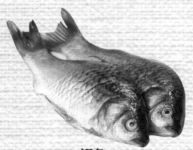

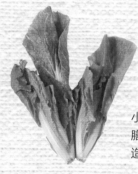

小白菜

小白菜富含维生素 C、钙、膳食纤维等，可增强机体造血能力，强健骨骼。

鲫鱼

鲫鱼所含的蛋白质，必需氨基酸齐全，容易消化吸收，具有较强的滋补作用，适合孕晚期吃。

韭菜

含有大量维生素和膳食纤维，能增进食欲、促进消化，还能预防孕妈妈血脂异常和便秘。

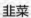

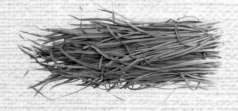

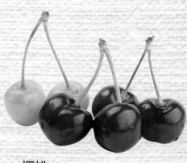

樱桃

富含铁、维生素、花青素等成分，可以补充滋养孕妈妈的肌肤，抵抗衰老，还能促进铁的吸收。

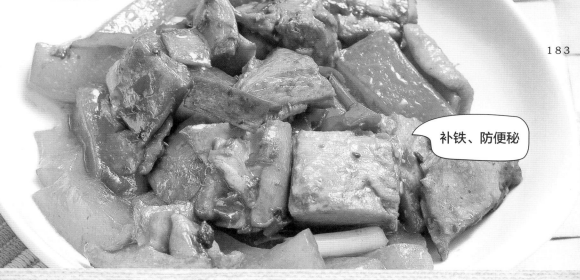

补铁、防便秘

魔芋烧鸭

材料 鸭肉 400 克，魔芋 200 克。

调料 葱段、姜片、蒜片各 5 克，料酒、水淀粉、豆瓣酱各 20 克。

做法

1. 鸭肉洗净、切块，魔芋洗净、切块，将两者分别入沸水中烫后捞出。

2. 锅内倒油烧热，放入鸭块炒成浅黄色，盛出。

3. 锅底留油烧热，炒香豆瓣酱，加适量水烧沸，放入鸭块和魔芋块、葱段、姜片、蒜片、料酒，中火煮烂，用水淀粉勾芡即可。

功效：魔芋富含膳食纤维，可以通便、降脂，鸭肉富含蛋白质、铁等，可预防贫血。

香干炒韭菜

材料 韭菜 150 克，香干 100 克。

调料 姜丝、盐、酱油各 3 克。

做法

1. 韭菜择洗干净，切成段；香干切成长条。

2. 油锅烧热，爆香姜丝，放香干条、酱油翻炒，倒韭菜段、盐，炒熟即可。

功效：韭菜富含膳食纤维，香干富含蛋白质，二者搭配可以促进胎儿的生长发育，又能预防孕晚期便秘。

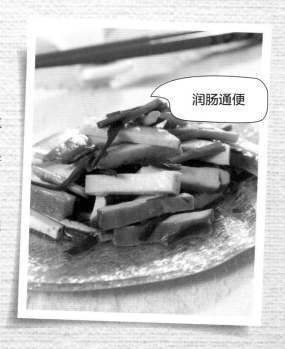

润肠通便

来自天南海北的孕期问题大汇集

1 选用低钠盐还需要控制摄入量吗?

李大夫答: 低钠盐是减少钠的含量、增加了钾的含量,而基本上咸味不减,所以吃进同样多的盐却减少了钠的摄入,尤其适合患有妊娠高血压、血脂异常的孕妈妈。健康的孕妈妈也可以选用低钠盐来实现减盐。切记,肾脏病患者、高钾血症者及服保钾药者不能食用低钠盐。而且要注意,食用低钠盐每天也要控制在 6 克之内。

2 一直坚持食补,到了孕晚期,需要补钙片吗?

李大夫答: 钙在孕中期和孕晚期需求量是一致的,都是 1000 毫克。如果此时孕妈妈每天能够喝足 500 毫升的牛奶或酸奶,同时没有出现抽筋等症状,可以暂不额外补充钙。但如果不能摄入足量的奶或奶制品,则每天钙的摄入量达不到推荐量的可能性较大。此时就建议这一部分孕妈妈适当补钙。但怎么补充钙剂要根据化验结果由医生来决定。

3 孕晚期便秘严重,是不是应该大量吃粗粮?

李大夫答: 孕晚期,很多孕妈妈都会出现便秘,粗粮膳食纤维含量高,但这并不能说明粗粮多多益善,最好的方式是科学搭配膳食。长时间大量食用粗粮会影响孕妈妈对钙、铁的吸收,还可能造成肠胃负担重。可以做米饭时加入一些杂粮或豆类,把粗粮煮得烂一点来帮助消化吸收。此外,排便不好还可以多吃蔬菜水果来缓解。

4 喝低脂牛奶或脱脂牛奶更好吗？

李大夫答：与普通牛奶相比，低脂牛奶或脱脂牛奶中脂肪含量低：低脂奶中脂肪含量低于 1.5%，脱脂奶中脂肪含量低于 0.5%。低脂牛奶或脱脂牛奶以较少的能量提供同样多的钙和蛋白质，且脂肪含量更低，对于需要限制脂肪摄入量的孕妈妈比较适合，比如患有血脂异常、肥胖、高血压、妊娠糖尿病等。排除这些并发症的情况，完全可以选择全脂牛奶，全脂牛奶的口感更好，而且所含的脂肪也可以促进其他脂溶性维生素的吸收。

5 如何做到少吃油？

李大夫答：无论选哪一种油，都要记得，每天用量以 25 ~ 30 克为宜。"控油温、少用油、少油炸"，尽可能选择少油的烹饪方法，如蒸、煮、焖、拌、快炒。选择合适的烹饪器皿也很重要，比如使用不粘锅的平底锅，5 克油就可以铺满平底锅的锅底，不仅增加了油菜的接触面积，还可以减少油的用量。

6 孕晚期有轻微水肿怎么办？

李大夫答：孕晚期体内血浆和组织液增多，容易出现水肿。盐中所含的钠会使水分潴留体内，成为水肿、高血压、蛋白尿等妊娠并发症的原因之一。所以改善水肿的关键是少盐，同时不要吃烟熏食物和腌制食物，比如猪肉脯、熏烤火腿、腌酸菜等；还应慎食辛辣刺激性食物，比如大量的葱、蒜、韭菜、生姜、辣椒、花椒等。孕妈妈有轻微水肿，可以每天多进食具有利尿作用的食物，如冬瓜、黄瓜、红豆等，以缓解水肿症状。

孕10月（37～40周）营养：促进顺利分娩

不该留下遗憾的事儿

好遗憾呀 以为吃得多才有力气生

宝妈：两年前我怀孕的时候，越临近预产期越紧张，虽然我尽量放松，但一想象生孩子的画面就有点恐惧，胃口也变得不太好。可家里人总是跟我讲道理，说越是这个时候越要多吃，多吃才能有力气生。我对此纠结不已，现在想想都很烦躁，并为当时自己因此心情不好感到遗憾不已。

不留遗憾 克服紧张，恢复食欲

李大夫：很多孕妈妈临近分娩会有点紧张，胃口也受影响。其实这个时候应吃一些好消化的面条、大米粥、鸡蛋羹等。不是非要吃很多才好，吃得太多会加重肠胃负担。如果吃得太油腻还会不消化，最好是吃自己想吃的，少吃一点，多吃几次，不要勉强进食。但也要尽量调整心情，克服恐惧。

好遗憾呀 临产前吃了高纤维食物

宝妈：我生之前那两餐，并没有特别注意，我记得吃了韭菜炒香干，结果在生的过程中，竟然有便便排出来，真是很尴尬，不过也管不了那么多了。现在想想都觉得羞羞的。

不留遗憾 临产前最好不吃易产气食物

李大夫：分娩之前，孕妈妈最好不要吃富含膳食纤维的燕麦、芹菜、菠菜、韭菜等，否则会产生较多的粪便，等需要你用力屏气的时候可能会排出粪便。不过也不用为此纠结，产房的护士们都会帮忙清理。

不知道该不该信偏方去胎毒

好遗憾呀

宝妈： 我在还有几周就生的时候，家里长辈就为我找了一些偏方，说要去胎毒。说去了胎毒，孩子出生后不长疹子、不黄疸。我不确定靠不靠谱，就没有喝，可我的宝宝出生后确实长过湿疹，长辈们埋怨我是因为没有去胎毒，如果因为我没有信偏方才长湿疹的，我对此深感遗憾。

不要擅自试用偏方

不留遗憾

李大夫： 老人们说的胎毒，从中医上讲是内热。西医上没有胎毒的概念，但西医讲究营养的均衡。如果孕期一味大鱼大肉，或者吃得太油腻、辛辣、燥热，是对胎儿不利的。建议整个孕期都饮食清淡、少油少盐，多吃各类蔬菜、水果，均衡摄入各种营养。如果想去胎毒，最好去医院遵医嘱开方子，不要擅自试用偏方。而且不能说宝宝长湿疹跟孕期没服用偏方有关。现代医学证明，宝宝长湿疹与护理不当、食物过敏相关。

不知道宫缩间歇应该吃什么

好遗憾呀

宝妈： 我临生产的时候，没有做好相关的准备，更不了解宫缩的不同阶段该吃什么，反正从阵痛开始就没什么食欲了。家里人也不知道该给我准备点什么食物更好，印象最深的进产房前，家里人给我买来了清炒芥蓝和豆沙包。现在想想我应该事先多问问，做好准备。哎，真遗憾。

进入产房后要及时补充体力

不留遗憾

李大夫： 分娩是非常耗费体力的事，有的孕妈妈身质比较弱，或者对疼痛比较敏感，会有宫缩严重而无法进食的情况，这时医生会根据情况输液补营养。一般来说，第一产程时间比较长，产妇可以吃半流质或软烂食物，比如鸡蛋面、蛋糕、面包，豆沙包也是可以的。第二产程，疼痛加剧，消耗增加，可在宫缩间歇喝藕粉等，也可以吃巧克力补充体力。

188

孕妈妈

即将分娩

1. 这个月孕妈妈会感到下腹坠胀，呼吸困难和胃部不适的症状开始缓解了，这是因为胎宝宝在妈妈肚子里位置下降了；只是随着体重的增加，行动越来越不方便。
2. 孕妈妈在这几周都会很紧张，有些孕妈妈还会感到心情烦躁焦急，这也是正常现象。要尽量放松，注意休息，密切注意自己身体的变化，随时做好临产准备。

胎宝宝

长成了漂亮的小人儿

1. 头发：已有 3 ~ 4 厘米长了。
2. 视觉：第 37 周时，会自动转向光源，这是"向光反应"。
3. 感觉器官和神经系统：可对母体内外的各种刺激做出反应，能敏锐地感知母亲的思考，并感知母亲的心情、情绪以及对自己的态度。
4. 呼吸系统：身体各部分器官已完成胎儿期发育，不过肺部是最后一个成熟的器官，在宝宝出生后几小时内才能建立起正常的呼吸模式。
5. 四肢：手脚的肌肉和出生时一样了，骨骼已变硬。

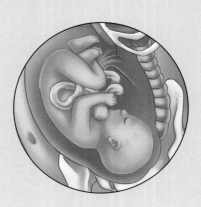
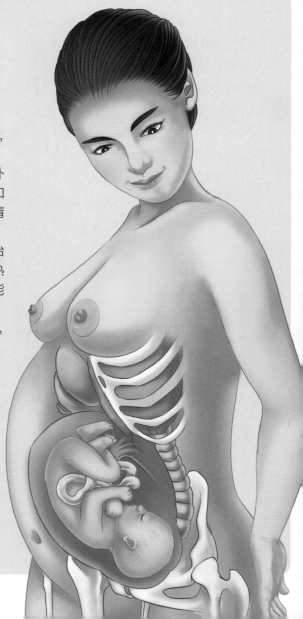

关键营养素：不饱和脂肪酸、铜、B 族维生素

不饱和脂肪酸	此时是胎儿大脑细胞发育的高峰期，充足的不饱和脂肪酸能促进脑力发育，有利于胎儿储存皮下脂肪。
铜	参与铁的代谢和红细胞生成，促进缔结组织的形成，在神经系统中起重要作用。
B 族维生素	孕晚期需要充足的维生素，尤其是 B 族维生素，如维生素 B_{12}、叶酸等。

可能需要的营养补充剂

补充铁剂　缺铁的孕妈妈

遵医嘱服用

补充钙剂　缺钙的孕妈妈

遵医嘱服用

DHA 胶囊　吃鱼少的孕妈妈

每天 300 微克

叶酸片　孕晚期

每天 400 微克

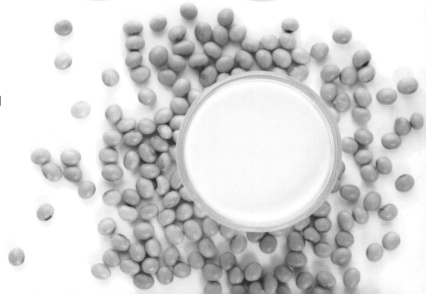

想要生产顺利这样吃

避免体重疯长，每周增重不超过 400 克

孕 10 月，是容易发胖的阶段，不要因为临近生产了就暴饮暴食，要做好最后的体重管理，每周增重控制在 400 克以内，避免胎宝宝过大，以保证分娩的顺利进行。

肉类选择脂肪含量低的部位

孕晚期是胎儿的最后冲刺阶段，孕妈妈也要保证分娩的顺利进行，都需要充足的蛋白质的供给。肉类是蛋白质的主要来源，此时要特别注意选择热量少的部分，比如猪肉中的里脊、腿肉等热量低，鸡身上的去皮鸡胸肉热量低，而鸡翅热量最高。同时也要选择低热量的烹调方法，比如肉类烹调前先焯水去油脂。

在控制体重的同时，也要保证营养均衡全面地摄取，可以调整饮食，将食物的分量改小一点，种类多一点，这样摄入多种营养素的可能更大。晚上 8 点以后就不要进食了，既减少胃部负担，又能避免体重过分增长。

补充维生素 C 和锌，降低分娩危险

维生素 C 有助于羊膜功能的稳定，在怀孕前和怀孕期间未能得到足够维生素 C 的孕妈妈容易发生羊膜早破。因此，孕妈妈在妊娠期间补充充足的维生素 C，可以降低分娩风险。在怀孕期间，由于胎宝宝发育占用了不少营养，所以孕妈妈体内的维生素 C 及血浆中的很多营养物质都会下降，应当多吃富含维生素 C 的水果和蔬菜，如猕猴桃、橙子和西蓝花等。

锌能增强子宫有关酶的活性，促进子宫收缩，使胎宝宝顺利娩出。在孕晚期，孕妈妈需要多吃富含锌元素的食物，如猪肾、牛瘦肉、海鱼、紫菜、牡蛎、蛤蜊、核桃、花生、栗子等。

增加维生素 B_{12} 和叶酸，预防新生儿贫血

维生素 B_{12} 参与血红蛋白、核酸和蛋白质的合成，叶酸对于预防出生缺陷有重要意义，一旦缺乏这两种物质，孕妈妈容易罹患巨幼红细胞性贫血，新生儿也可能出现贫血。维生素 B_{12} 主要来自于动物性食物，如肝脏、瘦肉、蛋类、鱼虾中。叶酸则主要来自于新鲜水果和绿叶蔬菜中。

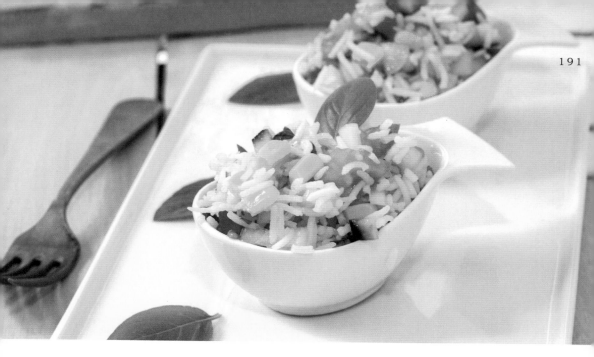

补充富含维生素 K 的食物，减少生产时出血

维生素 K 是脂溶性维生素，其主要作用是参与凝血因子的形成，有凝血和防止出血的作用，还参与胎宝宝骨骼和肾脏组织的形成。孕妈妈如果体内缺乏维生素 K，会导致血液中凝血酶减少，容易引起凝血障碍，发生出血症。因此孕晚期要重点补充维生素 K，以避免生产时的大出血。含维生素 K 丰富的食物有菜花、菠菜、莴笋、动物肝脏等。

补充铜，为胎儿神经发育最后冲刺做保证

铜元素是无法在人体内储存的，所以必须每天摄取。如果摄入不足，就会影响胎儿的神经系统正常发育。孕晚期如果缺铜，则会使胎膜的弹性降低，容易造成胎膜早破而早产。含铜丰富的食物有口蘑、海米、榛子、松子、花生、芝麻酱、核桃、猪肝、大豆及豆制品等。

供给充足的不饱和脂肪酸

不饱和脂肪酸可以避免胎儿的体重过低，防止胎儿发育迟缓，能促进大脑发育，还能促进孕妈妈的肠道润滑，避免孕晚期便秘。含不饱和脂肪酸丰富的食物有鱼、虾、核桃、花生、杏仁、松果、开心果等。

孕 10 月重点吃的食物

小米
小米富含维生素 B_1、氨基酸和碳水化合物，可以为孕妈妈补充体力，促进分娩。

鸡肉
鸡肉含易于消化吸收且含丰富蛋白质，可增强孕妈妈的体力，为分娩做准备。

冬瓜
冬瓜富含维生素、钾等，可缓解孕晚期水肿症状。

豆浆
豆浆中蛋白质含量丰富；脂肪含量低，且主要为不饱和脂肪酸；还含有大豆异黄酮等有益健康的植物成分。

菜花
富含膳食纤维、胡萝卜素、维生素 K、钙、磷等。其中，维生素 K 有止血功效，适合孕妈妈产前食用。

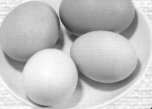

鸡蛋
富含蛋白质、卵磷脂等成分，蒸、煮后食用容易消化吸收，又能补充营养。

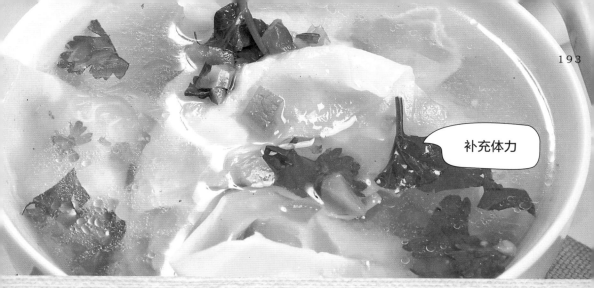

补充体力

鸡肉虾仁馄饨

材料 馄饨皮 250 克，鸡胸肉 150 克，虾仁 50 克。

调料 香菜末、榨菜末、葱末、姜末各 10 克，酱油 5 克，香油、盐各适量。

做法

1. 鸡胸肉洗净，剁成泥；虾仁洗净，切丁；鸡肉泥中加虾仁丁、盐、葱末、姜末、酱油、大部分香油调匀，制成馅料。

2. 取馄饨皮，包入馅料，制成鸡肉虾仁馄饨生坯。

3. 锅中加清水烧开，下入馄饨生坯煮熟，加香菜末、榨菜末、剩余香油调味即可。

功效：鸡肉和虾仁可提供蛋白质，做成馄饨，清淡易消化，还能补充热量，适合产前食用。

肉末胡萝卜二米粥

材料 大米、小米各 40 克，胡萝卜 30 克，肉末 50 克。

调料 盐 2 克。

做法

1. 大米洗净，用水浸泡 30 分钟；小米洗净；胡萝卜洗净，切小粒；肉末用盐腌渍。

2. 锅内加适量清水烧开，放大米、小米大火煮开，转小火。

3. 另起一锅，锅内倒油烧热，加入肉末、胡萝卜粒炒一下。

4. 将粥煮 20 分钟后，加入炒好的胡萝卜粒和肉末，一同煮 10 分钟即可。

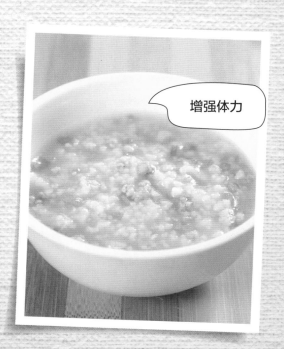

增强体力

来自天南海北的
孕期问题大汇集

1 孕晚期怎样保证营养适度？

李大夫答： 孕晚期，胎宝宝长得快，需要存储的营养也增加了，但孕妈妈此时活动不便，运动量相对减少，如果总热量供给过多，容易造成分娩困难。孕晚期要饮食多样化，扩大营养素的摄取范围，同时配合产检观察胎宝宝的发育情况，根据自身是否患有妊娠高血压、妊娠糖尿病等，综合考虑后制订适合自己的个性化食谱。

2 顺产前饮食要注意什么？

李大夫答： 一般从规律性宫缩开始，到正式分娩要经历 12 小时以上。这期间会消耗大量的体能，孕妈妈需要持续不断地补充热量才能有足够的体力顺利分娩。这时可以少食多餐，一天安排 4～5 餐，多次吃，但不要吃得过饱，否则容易引起腹胀、消化不良，影响生产。

3 分娩过程吃什么能促进生产？

李大夫答： 分娩是非常消耗体力的，但是孕晚期胃肠分泌消化液的能力降低，蠕动功能减弱，要选择清淡、容易消化、高热量的饮食为好，比如烂面条、牛奶、蛋糕、面包等都可以。分娩时，孕妈妈还可以吃些巧克力，每 100 克巧克力含碳水化合物 55～66 克，能够迅速被人体吸收利用，有助于增加体能。

4 剖宫产前饮食要注意什么？

李大夫答： 手术前的饮食以清淡为宜，辣椒、姜、蒜等辛辣刺激性食物会影响伤口愈合，而肥腻食物同样不利于术后恢复。因此，手术前孕妈妈适宜吃一些清淡的粥、小菜等，术前 12 小时停止进食进水。剖宫产前不宜服用西洋参、人参等补品，这类补品中含有人参皂苷，有强心、兴奋的作用，服用后会使孕妈妈大脑兴奋，影响手术的顺利进行。此外，服用人参后容易使伤口渗血时间延长，对伤口恢复也不利。

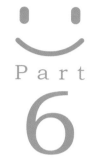

Part
6

与营养相关的孕期不适及并发症调理

妊娠糖尿病

不该留下
遗憾的事儿

**没有重视
妊娠糖尿病**

好遗憾呀

宝妈： 我怀孕的时候是 36 岁，算是正儿八经的高龄孕妇，医生总是嘱咐我要注意预防妊娠糖尿病。因为家里没有糖尿病的遗传基因，加上我又不胖，就没太在意。但是孕 28 周做口服葡萄糖耐量试验的时候，竟然真的迈入了妊娠糖尿病的行列。如果早当个事儿，也许就能避免这种遗憾了。

**将妊娠糖尿病的
可能性降到最低**

不留遗憾

李大夫： 妊娠期糖尿病是孕妇最易出现的并发症之一，比例很高，平均 8 ~ 10 个孕妇中就会有 1 个妊娠期糖尿病。妊娠糖尿病如果得不到有效控制，有可能诱发其他妊娠并发症，比如妊娠高血压、早产等，还有可能出现巨大儿，胎儿发生先天性心脏病、消化道畸形等的概率也会增高。所以每个孕妈妈都要有防范意识，将罹患妊娠糖尿病的可能性降到最低。

**做糖筛查试验的时候
耍了小花招**

好遗憾呀

宝妈： 做糖筛查试验的时候我看了论坛上的过关技巧，比如前三天清淡饮食，不吃甜食，不吃水果，不吃肉，米饭等主食也少吃，检查当天喝完糖水多走一走（喝完糖水正常是不应该走动的）。糖筛查试验确实通过了，现在想想真不应该造假。如果因此产生不好的结果，真挺遗憾。

**做产检
不要弄虚作假**

不留遗憾

李大夫： 做这项检查是为了了解孕妈妈的真实血糖状况，因此孕妈去做这项检查之前，除了空腹，不需要做特别准备，也不要刻意改变平时的饮食习惯，否则检测就没有任何意义了。如果为了达标而"弄虚作假"，欺骗的不仅是医生，更是你自己。

妊娠糖尿病的诊断标准是什么

什么是妊娠糖尿病

妊娠糖尿病是指怀孕前未患糖尿病，而在怀孕时才出现高血糖的现象，发生率为 10% ~ 15%。如果孕期血糖控制不好，容易发生流产、早产、羊水过多、巨大儿等；由于妊娠糖尿病患者对葡萄糖的利用率降低，在分娩时易出现产程延长，从而引起宫缩乏力性出血。而且，妊娠期血糖控制不理想，中老年患糖尿病的概率及子代患糖尿病的概率都明显高于正常人群。

怎样筛查

妊娠糖尿病的筛查有两个途径：一个途径是做糖筛查试验（GCT），简称糖筛；另一个途径是葡萄糖耐量试验（OGTT），简称糖耐。其中，糖筛只喝一次糖水，只抽一次血，如果不过，需要做糖耐进行确认。糖耐需要喝一次糖水，抽三次血。其实糖筛的通过率不高，很多做了糖筛的孕妈妈没通过，就要再经历一次糖耐，所以现在也有很多医院直接做糖耐，数据比较准确。

如何监测血糖

妊娠糖尿病的孕妈妈需要检测血糖，一周至少要测3天，建议这3天要涵盖工作日和周末，这样可以覆盖所有的饮食情况，同时每次监测当天空腹和餐后2小时血糖。

50 克葡萄糖试验

筛查前空腹12小时（禁食禁水），医院会给50克口服葡萄糖粉，将葡萄糖粉溶于200毫升温水中，5分钟内喝完，喝第一口水开始计时，服糖后1小时抽血查血糖。

如果1小时血糖 < 7.8毫摩尔/升，那么恭喜你通过了检查，没有妊娠糖尿病的可能。

如果1小时血糖值 ≥ 7.8毫摩尔/升，需要进一步做75克葡萄糖耐量试验（OGTT）确定。

75 克糖耐量试验

空腹12小时（禁食禁水），先空腹抽血，然后将75克口服葡萄糖粉溶于300毫升温水中，5分钟内喝完，喝第一口水开始计时，服糖后1小时、2小时分别抽血测血糖。

诊断结果

空腹血糖 < 5.1毫摩/升、1小时血糖 < 10毫摩/升、2小时血糖 < 8.5毫摩/升为正常值，如果有1项或1项以上达到或超过正常值，就可诊断为妊娠糖尿病。

管好血糖的关键措施

吃够的前提下控制总热量

通过饮食摄入的总热量是影响血糖变化的重要因素，所以妊娠糖尿病的孕妈妈必须限制每天摄入总热量。但作为特殊生理时期的孕妈，营养的输送还要保证胎儿的发育需求，所以一定是先吃够再调节，以免影响胎儿生长。控制总热量，要做到控制总进食量，同时少吃肉，多吃蔬菜，挑着吃水果。蔬菜体积大、热量低、膳食纤维含量高，只要不加过多油烹调，是控制热量摄入的绝佳食物。

少食多餐，加餐不加量

少食多餐可以避免因一次进食过多而导致的胰岛负担过重，也可以避免血糖突然窜高，还有助于减少因饥饿而产生的低血糖反应。可以在三次正餐之间添 2 ~ 3 次加餐，但要注意全天的总热量是不变的，加餐不是额外增加热量，而是要从正餐中减少一部分

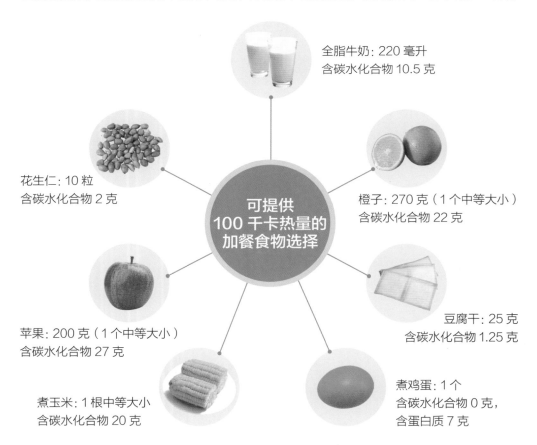

全脂牛奶: 220 毫升
含碳水化合物 10.5 克

花生仁: 10 粒
含碳水化合物 2 克

可提供
100 千卡热量的
加餐食物选择

橙子: 270 克（1 个中等大小）
含碳水化合物 22 克

豆腐干: 25 克
含碳水化合物 1.25 克

苹果: 200 克（1 个中等大小）
含碳水化合物 27 克

煮鸡蛋: 1 个
含碳水化合物 0 克，
含蛋白质 7 克

煮玉米: 1 根中等大小
含碳水化合物 20 克

热量用于加餐，即加餐不加量。在加餐的选择上要尽量避免纯碳水化合物食物，比如米饭、馒头、点心类食物，而选择含优质蛋白质的奶、奶制品、豆制品等。

食用生糖指数低的主食

精白米面血糖生成指数高，食用后极易导致血糖波动，应减少这类食物的摄入。而增加全谷物，比如燕麦、荞麦、糙米、红豆、绿豆等粗粮杂豆类的摄入，这些食物含有大量膳食纤维，可延缓血糖升高速度。妊娠糖尿病孕妈妈的主食以杂粮饭为主。

蛋白质最好由脱脂奶、鱼和大豆及豆制品提供

蛋白质对于胎宝宝的生长发育至关重要，孕期蛋白质的摄入要达到每天55 ~ 85克，最好通过奶类（脱脂或低脂奶）、鱼类、大豆及豆制品来补充蛋白质。如果要吃红肉，最好选择去皮禽肉或者畜瘦肉，这对血糖的控制有所帮助。主食也是每日膳食蛋白质的主要来源，要注意增加粗粮的摄入。

多吃蔬菜，尤其是绿叶蔬菜

蔬菜，尤其是绿色蔬菜不仅富含维生素C，还富含叶酸、钙、镁、膳食纤维等成分，饱腹感强，而且热量低，不会引起血糖的大幅度升高，有利于血糖的控制。每天进食的蔬菜总量可以达到300 ~ 500克，绿叶蔬菜应占到一半以上。

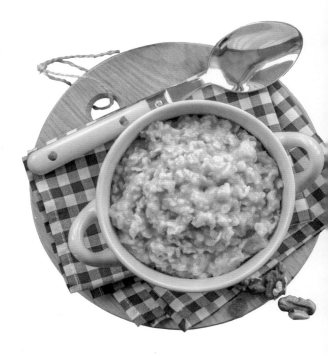

最好不喝粥，一定要喝就选燕麦粥

妊娠糖尿病的孕妈妈是不适合喝粥的，因为谷类经过长时间的熬煮，变得黏稠，析出的糖分多，这其实就是淀粉糊化的过程。而淀粉越糊化，生糖的速度就越快，非常不利于血糖的稳定，尤其是大米等纯白米粥，生糖指数非常高。所以对于妊娠糖尿病的孕妈来说，喝粥这种习惯是需要改变和放弃的，如果要喝粥，建议选择燕麦粥。燕麦本身含糖并不高，还含有 β - 葡聚糖成分，有助于平稳血糖。

控制饱和脂肪酸摄入量

胎宝宝的大脑发育需要脂肪的供给，但孕妈妈摄入脂肪占到总热量的25%～30%即可，不可过多摄入。同时应注意不同种类脂肪所占的比例，限制饱和脂肪酸含量高的食物，如动物油脂、红肉等；减少蛋糕、起酥面包、黄油、烧烤煎炸食物等反式脂肪酸的摄入；而不饱和脂肪酸含量丰富的橄榄油、山茶油、坚果、去皮禽肉、肉的比例要占到脂肪总量的1/3。烹调用油要注意控制量，每天摄入25～30克。

适当限制水果摄入量

水果可以提供丰富的维生素、矿物质和膳食纤维，这是孕妈妈必需的营养。

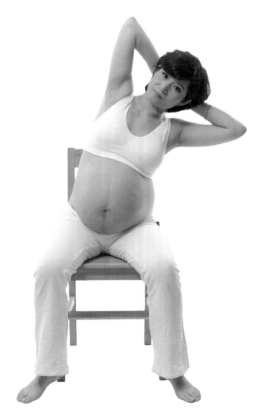

同时要注意水果的糖分含量也较高，如果吃很多水果而不减少主食，不利于控制血糖。所以说水果可以吃，但一定不要过量，每天不超过200克为宜，并且尽量选择含糖低的苹果、草莓、猕猴桃、柚子等品种。最好在两餐之间吃水果，以免引起血糖的大幅度波动。

尽量不吃甜食

饼干、蛋糕、曲奇、酥点、面包以及甜饮料，进食后容易使血糖迅速升高，还容易引发肥胖，进而加重糖尿病，要尽量不吃。一些标注了"无糖"的食品，也不能任性吃，因为无糖也并不是真的不含糖，很可能只是不含蔗糖，但食物本身又含有大量的甜味剂以及精白淀粉和脂肪，对控制血糖同样不利。

放下饭碗就开始动

对于妊娠糖尿病，除了饮食调整以外，运动也很重要，而且一定要将饮食和运动结合起来。适当运动可以减轻胰岛素抵抗，还有利于促进胎儿的大脑和呼吸系统等的发育，对促进顺产有明显好处。

妊娠糖尿病的患者要控制产后血糖，餐后要及早开始运动，最好放下饭碗就开始动，以利于平稳血糖，让摄入的糖及时转运出去。建议选择韵律操、瑜伽、散步等。

步行是孕期最安全、方便的运动，也是大多数孕妈妈能够坚持的一种运动形式，推荐每餐后30分钟以上中等强度的步行，速度为3～4.5千米/小时。但是孕期一定要有人陪伴，以确保安全。

重点推荐食物

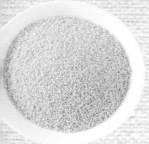

小米
小米中的维生素 B_1 可以参与糖类与脂肪的代谢，能够帮助葡萄糖转变成热量，控制血糖迅速升高。

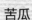

苦瓜
苦瓜中的苦瓜皂苷被称为"植物胰岛素"，能促进糖分分解，使过剩的糖分转化为热量，改善身体的代谢，还有利于胰岛细胞功能的恢复。苦瓜性寒凉，寒性体质的孕妈妈要少吃。

玉米
玉米含有丰富的膳食纤维，可以使食物中的糖分在肠道内吸收变得缓慢，帮助降低餐后血糖。

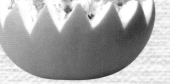

柚子
柚子中含的铬可增强胰岛素活性；柚子含有的柚苷配基，有助于消化分解脂肪，减轻胰岛细胞的负担。

洋葱
洋葱中含有与降血糖药甲苯磺丁脲类似的槲皮素，能刺激胰岛素合成及释放，有助于恢复胰岛细胞功能，帮助平稳餐后血糖。

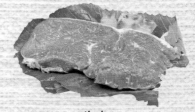

牛肉
牛肉中的亚油酸有促进微循环的作用；牛肉中的锌元素可增加胰岛素原转为胰岛素的能力，提高肌肉和脂肪细胞对葡萄糖的利用。

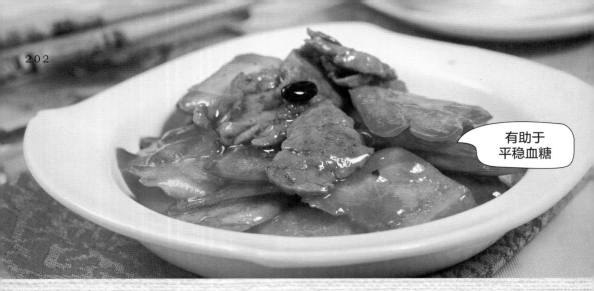

有助于
平稳血糖

苦瓜炒牛肉

材料 苦瓜 200 克，牛瘦肉 250 克。

调料 料酒、酱油、豆豉、水淀粉各 15 克，蒜末、姜末各 5 克，盐、胡椒粉各 3 克。

做法

1. 牛瘦肉洗净，切片，加料酒、酱油、胡椒粉、一部分盐和水淀粉腌渍片刻；苦瓜洗净，去瓤，切片，用剩余盐腌渍 10 分钟，挤出水分。

2. 锅内倒油烧热，放牛肉片炒至变色，盛起。

3. 锅留底油烧热，爆香蒜末、姜末、豆豉，倒苦瓜片煸炒，加牛肉片翻炒熟即可。

功效：苦瓜含有的苦瓜皂苷能促进糖分分解，牛肉中的锌元素可提高肌肉和脂肪细胞对葡萄糖的利用，搭配食用能有效平稳血糖。

洋葱炒鸡蛋

材料 洋葱 200 克，鸡蛋 1 个。

调料 盐 2 克，姜末适量。

做法

1. 洋葱去皮，洗净切丝，用沸水焯烫一下备用；鸡蛋加点盐打散，放入油锅炒熟备用。

2. 锅中留底油，油热后加姜末爆香，倒入洋葱丝翻炒，盖盖 2 分钟，倒入炒熟的鸡蛋略翻炒，加盐翻炒几下即可。

功效：洋葱所含的烯基二硫化合物可刺激胰岛素的合成及分泌，具有降低血糖的功效；还含有槲皮素，能帮助维持正常的糖代谢和糖耐量。鸡蛋可提供优质蛋白质，有利于补充营养。

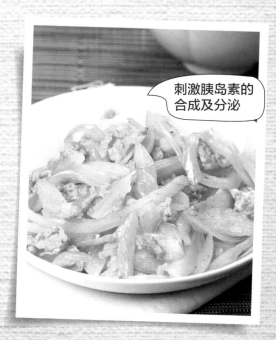

刺激胰岛素的
合成及分泌

空心菜炝玉米

材料 空心菜 200 克，玉米粒 75 克。

调料 花椒 3 粒，盐少许。

做法

1. 将玉米粒洗净，放入沸水锅中煮熟；空心菜洗净，入沸水锅中焯一下，切段，备用。

2. 锅置大火上，放入植物油，下花椒炒香。

3. 倒入玉米粒、空心菜段炒熟，加盐调味即可。

功效：玉米富含膳食纤维，空心菜富含维生素 C、叶绿素等成分，两者搭配食用可以延缓餐后血糖升高，还能避免脂肪沉积引起肥胖。

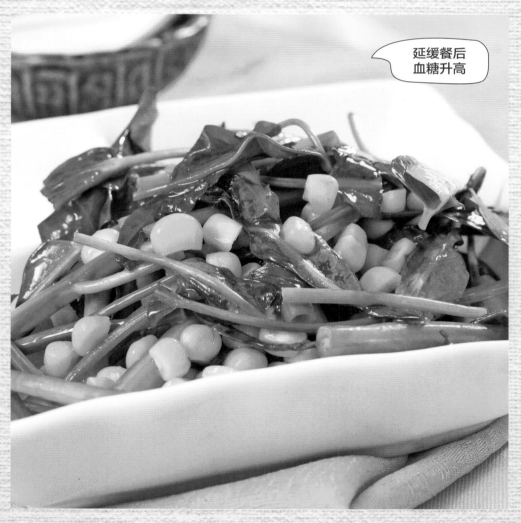

延缓餐后
血糖升高

妊娠高血压

不该留下
遗憾的事儿

高龄怀二胎
得了妊娠高血压

好遗憾呀

宝妈：我怀大宝的时候孕期很顺利。怀老二的时候 37 岁，可能是因为高龄的原因吧，各项机能都有所下滑，还比怀老大的时候容易长胖，意想不到，还发生了妊娠高血压。对于我来说这真挺遗憾的。

高龄孕妇
要格外警惕妊娠高血压

不留遗憾

李大夫：高龄孕妇罹患妊娠综合征的概率比其他孕妇高，但也不是必然的，做好孕期保健可以降低妊娠高血压的发生率。首先要控制体重增长；定期测血压、查尿蛋白；保证足够的休息，保持好心情；注意饮食不过咸，保证蛋白质和维生素的摄入。一旦出现异常情况及时就医。

孕期水肿没在意

好遗憾呀

宝妈：我孕期基本上都按时产检，30～31 周有事儿耽误了一次检查，这期间发现腿和脚就有些肿，也没当回事儿。持续到 32 周的时候肿得很厉害，感觉浑身不舒服，去医院医生说要赶紧住院剖宫产，否则会引起胎盘早剥。现在想想都后怕，希望正在看书的您不要留下我这样的遗憾。

判断是否
是生理性水肿

不留遗憾

李大夫：怀孕后由于血容量增加和子宫增大，导致下肢静脉血流受到严重的影响，所以容易出现水肿。如果这种水肿经过休息或睡眠后有所减轻，一般属于正常现象；反之如果伴有高血压以及尿蛋白，可能患上了妊娠高血压，一定要配合医生积极治疗。

妊娠高血压的症状表现是什么

什么是妊娠高血压

孕前血压正常，孕期血压 ≥ 140/90 毫米汞柱被视为妊娠高血压，以非同日 3 次测量血压均大于等于这一数值为准。在怀孕 20 周后，尤其是 32 周以后为多发期。表现为血压升高、水肿、蛋白尿等一系列症状，威胁孕妈妈和胎宝宝的健康。不过，只要定期做产前检查，及时发现，及早治疗，病情多半可以得到控制。

妊娠高血压的三个症状

高血压

持续血压升高至收缩压 ≥ 140 毫米汞柱和（或）舒张压 ≥ 90 毫米汞柱。舒张压不随情绪的变化而剧烈变化。

蛋白尿

高血压出现在前，蛋白尿出现在后，24 小时内尿液中蛋白质含量 ≥ 300 毫克，或相隔 6 小时的 2 次随机尿液蛋白浓度为 30 毫克 / 升。

水肿

体重异常增加是水肿的信号，特点是自踝部向上延伸的凹陷性水肿，休息后并不能缓解。水肿局限于膝以下为"+"，延及大腿为"++"，延及外阴及腹壁为"+++"，全身水肿或伴有腹水为"++++"。

评估妊娠高血压需要做的检查

评估是否罹患妊娠高血压需要做如下检查：血液检查、肝肾功能检查、尿液检查、眼底检查，以及其他检查（心电图、超声心动图、胎盘功能、胎儿成熟度检查、脑血流图检查）等。

妊娠高血压孕妈妈的养护细则

1. 勤测血压：在家人的帮助下，密切关注血压变化，每天测量记录。
2. 每天称体重：关注体重变化，每天监测，并记录。
3. 左侧卧：保证充足的睡眠，左侧卧，减轻子宫对腹腔和下腔静脉的压迫。
4. 密切关注自身状况：如果出现头痛、视力改变、上腹不适等症，要及时去医院。

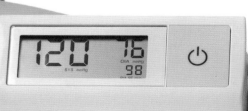
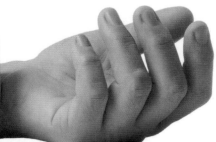

孕妈妈这样吃，血压不蹿高

控制总热量，避免体重疯长

肥胖是妊娠高血压的一大诱因，不管是否患妊娠高血压，孕妈妈都要防止体重增加过多。这对控制妊娠高血压非常关键，避免引发严重后果。孕妈妈要合理安排饮食，合理摄入蛋白质，减少高脂肪、高胆固醇、高糖食物的摄入。

控制饱和脂肪酸摄入

饱和脂肪酸不利于控制血压，摄入越少越好，而不饱和脂肪酸有利于降血脂、降血压，可以增加摄入。

饱和脂肪酸含量较多的食物有肥肉、牛油、羊油、奶油等。不饱和脂肪酸含量较高的食物有植物油、坚果、鱼类脂肪等。烹调用油宜避免动物油，选用植物油，且每日用量不超过 25 克。

增加优质蛋白质，促进胎儿发育

不同来源的蛋白质对血压的影响是不同的，鱼类、大豆及其制品（如黄豆、黑豆、青豆、豆腐、腐竹）等中的优质蛋白质，能保证胎儿在宫内的生长发育。豆类及豆制品中的钙、钾还可以发挥排钠降压的作用。

1 最后放盐：这样盐分散于菜肴表面还没来得及深入内部，吃上去口感够了，又减少了盐的摄入量。

2 适当加醋：酸味可以强化咸味，哪怕放盐很少，也能让咸味突出。醋还能促进消化、提高食欲，减少食材维生素的损失。柠檬、柚子、橘子、番茄等酸味食物也可以增加菜肴的味道。

减少烹调用盐的方法

3 利用油香味增强味道，葱、姜、蒜等经食用油爆香后产生的油香味，能增强食物的香味。

4 不喝汤底：汤类、煮炖的食物，盐等调味料往往沉到汤底，因此最好不喝汤底，以免盐摄入过多。

低盐饮食，减轻肾脏负担

孕妈妈的日常饮食以清淡为佳，减少盐的摄入量，忌吃咸菜、咸蛋等盐分高的食品，尤其是水肿明显者要控制盐的摄取量，限制在每天不超过 3 克，以免加重症状。还要避免摄入过浓的鸡汤、肉汤、鱼汤等，以免代谢后产生过多尿酸，加重肾脏负担。

增加膳食纤维的摄入，排出体内多余的钠

膳食纤维能吸附体内多余的钠盐，促使其排出体外，从而达到降血压的目的。同时，膳食纤维能促进肠道蠕动，预防便秘，同时避免因便秘引起的血压升高，还能减少机体对胆固醇的吸收，减少其在血管壁上的沉积，防止血管硬化，保持血管弹性。这些对于控制血压升高都有重要意义。高膳食纤维食物有黄豆、黑豆、红豆、燕麦、荞麦、魔芋、薯类、海带等。

采用少油的烹调方式

油腻、油炸食物含有大量的脂肪，为高热量、高脂肪食物，不仅容易增加肠胃负担，还容易造成热量过剩，引起肥胖，而肥胖会加重妊娠高血压。日常烹调中要尽量采取少油的烹调方式，比如蒸、炖、煮。

适量补充奶制品，保证钙的吸收

钙摄入充分时，可增加钠排泄，减轻钠对血压的不利影响，有利于降低血压。牛奶及奶制品含有丰富且容易吸收的钙，是补钙的良好食物。孕妈妈可以每天保证一定量的牛奶或奶制品摄入量。

多吃蔬果，保证足量水分摄入

新鲜蔬果可提供丰富的钾、钙、膳食纤维，促进体内多余钠的排泄，维持钙钾平衡，防止血压升高；新鲜蔬果中的维生素、钾、钙对于维持正常血压，促进胎儿发育十分重要。

孕妈妈最好每天饮水 1500 ~ 1700 毫升，以白开水为主。喝水时要注意不能一次猛喝，要少量多次喝，以免水分快速进入血液，引发血压升高、头晕、恶心、呕吐等症。

重点推荐食物

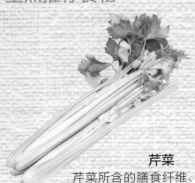

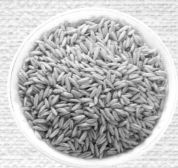

芹菜

芹菜所含的膳食纤维、芹菜素以及钾，能增加血管弹性，辅助降血压。但芹菜所含的钠比较高，又有升压效果，因此它是双向影响血压的，烹调芹菜要注意减少用盐。

燕麦

燕麦含有丰富的膳食纤维，能够帮助吸附体内的钠，将多余的钠排出体外，降低血压；还含有亚油酸，可维持血液流通顺畅，降低血压。

番茄

番茄所含的番茄红素、维生素 C 有利尿作用，能使钠离子浓度降低，从而降低血压。

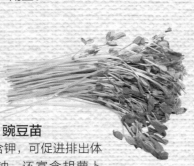

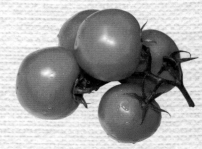

豌豆苗

豌豆苗富含钾，可促进排出体内多余的钠，还富含胡萝卜素、维生素 C，可增强血管弹性，抑制血压上升。

豆腐

豆腐富含优质蛋白质，有抗血栓、抗凝以及扩张血管的作用，还可以促进胎儿的生长发育。

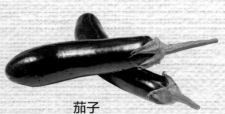

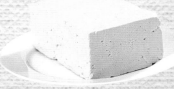

茄子

茄子富含芦丁，可增加微血管韧性和弹性，减小血管阻力，保证血液流通，进而降低血压。

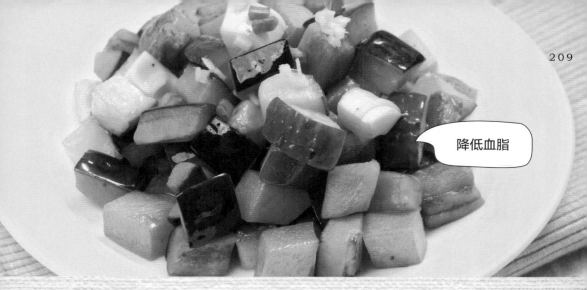

降低血脂

素烧什锦茄丁

材料 茄子 300 克，竹笋 80 克，胡萝卜、黄瓜各 30 克。

调料 葱花、姜末各适量，盐 2 克。

做法

1. 茄子去蒂，洗净，切丁；竹笋去老皮，洗净，切丁；胡萝卜洗净，切丁；黄瓜洗净，切丁。

2. 锅内倒入适量植物油，待油温烧至七成热，加葱花和姜末炒香，放入茄子丁、竹笋丁、胡萝丁翻炒均匀。

3. 加适量清水烧至茄丁熟透，倒入黄瓜丁翻炒 2 分钟，用盐调味即可。

滑炒豆腐

材料 豆腐 300 克，冬笋、胡萝卜各 100 克，红椒 20 克，鸡蛋清 80 克（2 个鸡蛋磕出）。

调料 葱末、姜末各 5 克，盐 3 克，鲜汤、水淀粉各适量。

做法

1. 豆腐洗净，切小块，加鸡蛋清、水淀粉拌匀；胡萝卜、冬笋分别洗净，切片；红椒洗净，去蒂、子，切片。

2. 锅置火上，放油烧至五成热，放豆腐块、冬笋片、胡萝卜片、红椒片，滑炒至断生，盛出备用。

3. 锅留底油烧至七八成热，爆香葱末、姜末，加鲜汤烧开，放入豆腐块、冬笋片、胡萝卜片、红椒片稍炒，加盐调味。

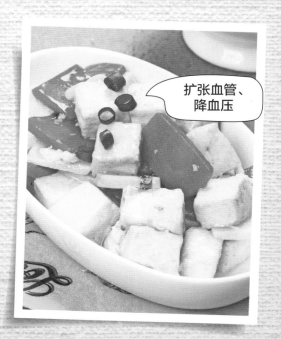

扩张血管、降血压

妊娠期血脂异常

不该留下
遗憾的事儿

**少吃主食
多吃水果反而更胖了**

好遗憾呀

宝妈： 我属于孕前就比较胖的，怀孕以后也怕胖得太多，就一直控制。可能我用错了方法，整个孕期都是少吃一些馒头、米饭，多吃菜，饿了就吃水果，结果体重还是"噌噌"地长，后来监测发现血脂偏高。后来了解了一些营养知识才知道自己的做法很可笑，真是很遗憾。

**不要减少主食
而增加水果**

不留遗憾

李大夫： 水果中含有大量果糖，大量吃水果会导致果糖摄入过多，而过量果糖进入体内会增加血中甘油三酯，其中产后吃水果更容易引起这个问题。因此对于比较胖的孕妈妈在控制总热量的前提下，要保证一定量的谷物主食摄入，可以通过选择全谷类、薯类的方式来控制体重增长。

**血脂偏高，
又吃药又限制饮食**

好遗憾呀

宝妈： 我怀孕之前一切指标都正常。孕期，家人为了做菜口感好经常用猪油，包饺子也总是用猪油拌馅，后来我查出血脂异常，不得不用药，饮食也限制得很严格，甚至不敢吃肉，真是很痛苦。不知道有没有别的妈妈和我一样，因为乱吃东西导致遗憾。

防治血脂异常低脂饮食

不留遗憾

李大夫： 猪油含有高胆固醇、高饱和脂肪酸，长期大量食用很容易引发血脂异常，被诊断后要遵医嘱用药，同时一定要饮食调控，采用低脂饮食。避免食用高胆固醇的蛋黄、鱼子、动物肝脏，适当食用低脂肪的肉类，比如猪瘦肉、牛肉、去皮鸭肉、去皮鸡肉、鱼等，以免因控制脂肪摄入而影响胎儿生长发育。

血脂是这样筛查的

什么是血脂异常

血脂异常是由于血液中胆固醇和（或）甘油三酯超出正常值而引发的。孕妈妈出现血脂偏高一般是由于总热量摄入过多，运动不足，或者孕激素导致脂肪代谢能力降低，从而引起甘油三酯、胆固醇偏高，出现血脂异常。血脂异常可分为高胆固醇血症、高甘油三酯血症、混合型血脂异常和高低密度脂蛋白血症四种类型。血脂异常会增加先兆子痫、早产、流产和巨大儿的风险。适当的营养干预可以避免这些情况的发生。有研究证实，与普通日常饮食相比，从孕17～20周开始直至胎儿出生，坚持低胆固醇饮食的孕妈妈，低密度脂蛋白质胆固醇水平明显低。

妊娠糖尿病和血脂异常总是相伴而生

患有妊娠糖尿病的孕妈妈，自我管理不好的情况下，60%会出现脂质代谢异常，因为胰岛素具有促进脂蛋白分解的作用。当胰岛素分泌不足或体内胰岛素抵抗时，血液中的甘油三酯、低密度脂蛋白胆固醇就会明显升高，容易出现血脂异常。所以妊娠糖尿病的孕妈妈一定要关注血脂的变化。

怎么诊断

血脂异常一般通过四项血脂检测项目，即总胆固醇（TC）、甘油三酯（TG）、高密度脂蛋白胆固醇（HDL-C）和低密度脂蛋白质胆固醇（LDL-C）来诊断。

> TC > 5.72 毫摩尔 / 升

> TG < 0.91 毫摩尔 / 升

> HDL-C < 0.91 毫摩尔 / 升

> LDL-C > 3.64 毫摩尔 / 升

以上四项中，有任何一项异常就可以诊断为血脂异常。

哪些孕妈妈要特别警惕血脂异常

1. 孕前不爱运动以及怀孕后缺少运动的孕妈妈。
2. 高龄孕妈妈。
3. 妊娠高血压、妊娠糖尿病的孕妈妈。
4. 总是喜欢吃肥腻食物、甜食的孕妈妈。
5. 有血脂异常家族史的孕妈妈。
6. 孕前偏瘦的孕妈妈也不能大意，如果在饮食上不加节制，也可能发生血脂异常。

这样吃血脂无忧

控制总热量

孕妈妈要将血脂控制在正常范围内，首先要控制总热量的摄入。在控制总热量的前提下，增加粗粮、蔬菜等低热量高膳食纤维食物的摄入，用低热量食物代替高热量食物可避免发胖，避免血脂升高。

1 在做米饭或煮粥时加入杂豆或粗粮。

2 每天多吃蔬菜，同时增加绿叶蔬菜的比重。

有利于减少热量摄入的小方法

3 用低脂肪的去皮禽肉、鱼肉来代替畜肉。

4 适当用豆制品代替肉类。

调整脂肪酸的比例，减少饱和脂肪酸

脂肪是胎儿发育必不可少的物质，对血脂的影响主要取决于脂肪酸的种类。因此，每日所需脂肪总量不变的前提下，调整各类脂肪酸的比例。

每日摄入脂肪总量应占总热量的20%～25%，其中饱和脂肪酸应<7%，反式脂肪酸应<1%。

摄入过多饱和脂肪酸会增加甘油三酯和低密度脂蛋白胆固醇的含量，应减少摄入，提高单不饱和脂肪酸、n-3多不饱和脂肪酸和n-6多不饱和脂肪酸的比例，有助于降低总胆固醇。

饱和脂肪酸：
存在于肉类，尤其是红肉、肥肉中。

n-3多不饱和脂肪酸：
三文鱼、鳕鱼等深海鱼类以及核桃中。

n-6多不饱和脂肪酸：
玉米油、菜籽油、大豆油等。

低胆固醇饮食

血脂异常的另一大因素就是血浆中胆固醇水平过高。孕妈妈想要将血脂控制在正常范围，一定要限制胆固醇的摄入。一些胆固醇含量高的食物应避免摄入，如肥肉、动物皮等。吃肉时，血脂异常的孕妈妈在烹饪技巧上加以注意，能有效减少胆固醇摄入。

烹调前去掉多饱和脂肪酸部分

烹饪前，去掉禽肉的皮和畜肉的油脂多的部位。

蒸着吃	热水焯	选瘦肉
蒸，是利用水沸后产生的水蒸气为传热介质将食物蒸熟。蒸菜锁水效果佳，清淡、油脂少，特别适合血脂异常的孕妈妈食用。	对于油脂多的肉类，可以用热水焯烫一下，然后放凉。这时水面会出现一层白色的固体油，去除这些油后再烹饪。	尽量选脂肪少的瘦肉，少选择五花肉之类脂肪含量较高的肉。另外，腊肉、香肠、咸肉等最好少吃。

控制碳水化合物以免引起甘油三酯偏高

甘油三酯是导致孕妈妈血脂偏高的一大主因，而碳水化合物摄入过多，会导致甘油三酯偏高。因此每日碳水化合物的摄入量不要过多，占到总热量的 55% ~ 60% 即可，以谷类、薯类和全谷物为主。减少甜食以及高糖水果的摄入，因为水果中的葡萄糖、果糖会也会导致甘油三酯偏高。

增加可溶性膳食纤维的摄入

可溶性膳食纤维可以增加粪便中胆汁酸的排泄，抑制胆汁酸的吸收，从而降低总胆固醇和低密度脂蛋白胆固醇。而不溶性膳食纤维一般不容易被肠道菌群利用，改变胆固醇水平的效果不明显。因此选择膳食纤维的时候，要有所侧重，最好每天膳食纤维的总量能达到 25 ~ 40 克，其中可溶性占到 7 ~ 13 克。25 克膳食纤维相当于 60 克魔芋 +50 克豇豆 +75 克荞麦馒头。

可溶性膳食纤维
包括果胶、海藻酸钠、低聚糖等，主要存在于食物的中心部分，来源为水果果肉和部分蔬菜，如柠檬、柑橘、菠萝、香蕉、圆白菜、豌豆、海带、裙带菜等。

不溶性的膳食纤维
主要存在于食物的外皮中，来源为谷物、豆类和部分蔬菜，比如燕麦、大麦、绿豆、红豆、芹菜、白菜、水果果皮等。

很多食物同时含有两种膳食纤维
比如豆子、苹果等，其外皮中含不溶性膳食纤维，中心部分是可溶性膳食纤维，因此要想更好摄入膳食纤维，最好选择未经深加工的食物，并且保证一天所应进食的食物总量的情况下，尽量丰富品种。

保证维生素 B_1、维生素 B_2 摄入量，促进脂肪代谢

维生素 B_1、维生素 B_2 是促进脂肪、蛋白质等代谢不可少的物质，一旦缺乏会影响体内脂肪的代谢。因此控制血脂水平也要重视 B 族维生素的摄取，增加全谷类、蔬菜和豆制品等的摄入。同时要注意烹调、保存方法，油炸、加碱会使维生素 B_1 遭到破坏和丢失；牛奶放在透明的玻璃杯（光照破坏 B 族维生素）中会使 B 族维生素遭到破坏，所以打开后尽快饮用。

控制血脂也不能矫枉过正

控制热量摄入是控制血脂的有效途径。但不是热量摄入越低越好，要在保证热量和其他营养素充足的前提下，规划饮食。这样才能保证孕妈妈和胎儿宝宝生长发育所需，过分限制饮食反而有害。在国外有研究证实，如果母体怀孕时遭受严重的饥荒，会增加子代发生糖尿病、动脉粥样硬化的概率。

因此调节血脂异常孕妇的饮食，在饮食的基础上，也可以辅助用些膳食补充剂，用膳食补充剂来调整某一类营养素的缺失，不会导致摄入热量过剩。

地中海饮食对防治血脂异常有明显效果

地中海饮食是以蔬菜水果、鱼类、五谷杂粮、豆类和橄榄油为主，具有高纤维、高维生素、低脂、低热量特点。孕期坚持地中海饮食对妊娠并发症有预防效果。其实健康的饮食方式并不复杂，贵在长期坚持。如果能够长期坚持，就会带来健康状况的转变。

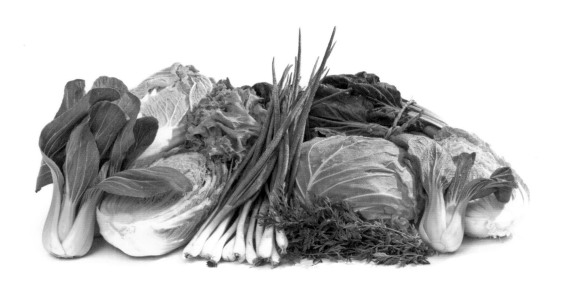

重点推荐食物

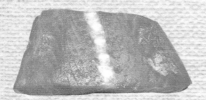

三文鱼
三文鱼含有 DHA，有助于胎儿的神经系统发育，常食还能降低孕妈妈血液甘油三酯水平。

海带
海带含不饱和脂肪酸和丰富的膳食纤维，可清除血管壁上的胆固醇，促进胆固醇的排泄，降低孕妈妈血液中的胆固醇。

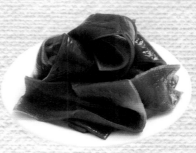

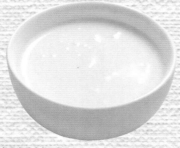

低脂酸奶
富含钙、蛋白质、益生菌等，能减少饱和脂肪酸的摄入，又能调理肠道，降低胆固醇吸收。

荞麦
荞麦含有芦丁和膳食纤维，能促进脂肪代谢，还能提供 B 族维生素，有降血脂的功能。

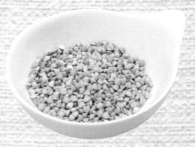

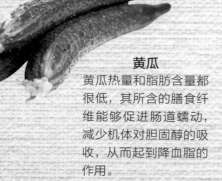

黄瓜
黄瓜热量和脂肪含量都很低，其所含的膳食纤维能够促进肠道蠕动，减少机体对胆固醇的吸收，从而起到降血脂的作用。

洋葱
洋葱富含的二烯丙基二硫化物可降低总胆固醇和甘油三酯的吸收。

抑制脂肪吸收

腐竹炒黄瓜

材料 黄瓜 300 克，腐竹 100 克。

调料 盐 3 克，葱花、姜末各 5 克。

做法

1. 将泡好的腐竹切成段；黄瓜洗净，切成柳叶形。

2. 锅内倒油烧至七成热，放入葱花、姜末爆炒出香味，放入腐竹段、黄瓜片翻炒，加盐调味即可。

功效： 黄瓜不仅热量低，还能抑制碳水化合物转化为脂肪，和富含蛋白质的腐竹一起食用，可有效降低胆固醇。

板栗荞麦南瓜粥

材料 荞麦 50 克，南瓜 100 克，大米、板栗肉各 40 克。

做法

1. 南瓜洗净，去皮去瓤，切小块；荞麦洗净，浸泡 4 小时；大米洗净，浸泡 30 分钟；板栗肉洗净，掰小块。

2. 锅内加适量清水烧开，加入荞麦、大米、板栗肉，大火煮开后转小火煮 40 分钟，加南瓜块煮至米烂粥熟即可。

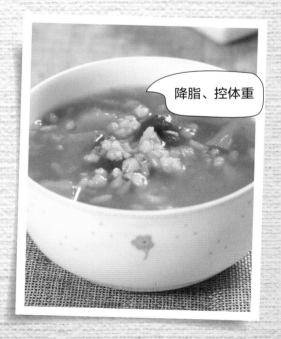

降脂、控体重

缺铁性贫血

不该留下
遗憾的事儿

好遗憾呀

发生了低血糖才知道是贫血

宝妈：我怀孕的时候，有一次在地铁上突然头晕、脸色苍白、浑身出冷汗，差点晕倒，及时下车透气才缓过来。第一次发生的时候以为是因为没吃早饭，后来又发生了一次，去医院检查是贫血，然后就一直口服铁剂。现在想想自己真是太大意了，要是孕期重视营养可能就不会出现贫血这样的遗憾了。

不留遗憾

不要忽略缺铁的症状

李大夫：疲惫、想睡觉、没力气，这是贫血最早出现的症状，还有的人会表现为心慌、心悸。严重贫血还会出现神志模糊、昏厥。孕检发现贫血后，根据血中铁蛋白及叶酸、维生素 B_{12} 的水平明确贫血类型，饮食上有针对性补充，必要时药物干预。

好遗憾呀

用铁锅炒菜还是发生了贫血

宝妈：怀孕之前我没有查自己是否缺铁，怀孕以后我妈专门买了个铁锅，说用铁锅烹调健康，还能补铁。可是我到怀孕7个月的时候，血常规还是轻微缺铁，医生给开了一些膳食补充剂。现在想想铁锅炒菜补铁就觉得可笑，有人有跟我类似可笑的遗憾吗？

不留遗憾

不要把铁锅炒菜当补铁来源

李大夫：传统认为铁锅炒菜能补铁，其实铁锅中铁的溶出率是很低的，难以计算，而且有些蔬菜富含多酚、黄酮类物质，遇到铁容易发生化学反应，影响味道。当然，习惯用铁锅也可以继续保持，但不要将其当作补铁的主要方法，应该选择富含铁和维生素 C 的食物来补铁，必要时要在医生指导下服用铁剂。

为什么孕期容易发生缺铁性贫血

什么是缺铁性贫血

血液中血红蛋白含量或红细胞数量低于正常值即为贫血，妊娠期的诊断标准为血红蛋白 < 110 克 / 升。贫血一般在孕中期比较常见，贫血容易导致子宫缺血而发生妊娠高血压；严重贫血还容易产褥感染，胎儿发生早产、死胎的概率高于正常孕妇；新生儿如果体内储存的铁太少，1 ~ 2 岁时容易发生贫血。

因此，孕期如果发生贫血要全面调整饮食，保证营养供给，情况严重时要遵医嘱服用膳食补充剂进行干预。

为什么孕期容易发生缺铁性贫血

铁是构成血红蛋白的重要成分，可直接影响血红蛋白的合成而引起缺铁性贫血。随着孕周的增加，胎宝宝生长发育需求量增加，需要从母体获取更多的铁来制造血液、肌肉和器官等。孕 4 ~ 7 月平均每日铁的摄入量应为 24 毫克，孕 8 ~ 10 月每天增加到 29 毫克。如果铁供给不足，母体的铁入不敷出，就容易出现贫血。

哪些孕妈妈容易发生缺铁性贫血

1 孕吐比较严重的孕妈妈，导致铁等营养素缺乏。

2 多胎妊娠的孕妈妈孕期所需的铁更多，摄入不足容易贫血。

3 孕前月经量较多的孕妈妈，无法储存足够的铁。

4 长期素食孕妈妈，由于不吃红肉、动物肝脏等动物性食物容易导致缺铁。

5 孕前大量饮茶和咖啡的孕妈妈，茶和咖啡中的咖啡因会干扰铁的吸收，容易出现缺铁性贫血。

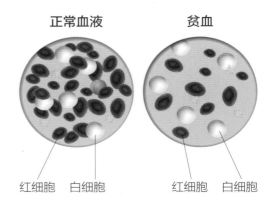

正常血液　　　　贫血

红细胞　白细胞　　　红细胞　白细胞

贫血的药物干预

一般已经贫血的孕妈妈饮食调控的同时，需要口服硫酸亚铁和维生素 C 来辅助纠正。一般口服铁剂 3 个月能够得以纠正。但是一定要遵医嘱服药，不要盲目加大剂量，以免铁中毒。

巨幼细胞性贫血

由于缺乏叶酸或维生素 B_{12} 而导致红细胞出现 DNA 合成障碍，成为形态、功能异常的巨幼红细胞，这些红细胞的寿命很短，导致贫血。对于这种类型的贫血一般医生会建议补充叶酸或注射维生素 B_{12}。

这样补铁最有效

补铁要选择肉类

补铁应该首选动物性食物，比如动物肝脏、动物血、畜肉等。有缺铁性贫血症状的孕妈妈最好每天食用40～75克红肉。动物内脏补血效果很好，但由于其所含的胆固醇相对较多，所以一次不能吃太多，以免导致摄入过多胆固醇。以猪肝例，孕妈妈食用猪肝可以坚持少量多次的原则，每周吃2次，每次吃30～50克，这样猪肝中的铁也能更好地被吸收。但一定要购买来源可靠的猪肝，而且一定要彻底熟透再吃。

膳食多点红、黑与深绿色食物

相对动物性食物来说，植物性食物补铁的效果不够好，但也有一些含铁量比较高的植物性食物，可以与动物性食物搭配食用，作为辅助补充。选择食物时应选择含铁量比较高的红色、黑色和深绿色食物，如黑米、黑豆、桑葚、木耳、芝麻、菠菜等。

补充维生素 C 促进铁吸收

维生素C可以帮助铁吸收，帮助制造血红蛋白，改善孕妈妈贫血症状。维生素C多存在于蔬果中，鲜枣、橙子、猕猴桃、樱桃、柠檬、西蓝花、南瓜等均含有丰富的维生素C。孕妈妈可以在进食高铁食物时搭配吃这些富含维生素C的蔬果或喝这些蔬果打制的蔬果汁，有利于增进铁质吸收。

摄入优质蛋白质有利于补血

蛋白质是合成血红蛋白的原料，孕妈妈应注意从膳食中补充蛋白质，每日以75～85克左右为宜，可选用优质蛋白质食物，如瘦肉类、蛋、豆类及豆制品等。这些食物对防治贫血有良好效果，但要注意荤素结合，以免过食油腻食物伤及脾胃。

改掉影响铁质吸收的饮食习惯

患有缺铁性贫血的孕妈妈食用绿叶蔬菜时，最好炒着吃，因为生蔬菜中所含的草酸会阻碍铁的吸收。另外，钙会影响铁的吸收，因此重点补铁的食物不要与牛奶、豆制品等高钙食物同食，注意间隔开时间。

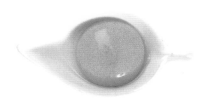

很多人以为蛋黄补铁，其实蛋黄中存在卵黄高磷蛋白，但其中的铁几乎不被吸收。蛋黄并不是补铁的好选择。

重点推荐食物

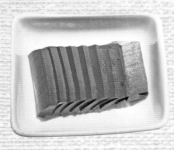

鸭血
鸭血中铁含量很丰富，而且易被人体消化吸收，很适合孕妈妈用来补铁。

猪肝
猪肝富含铁和维生素A，可以缓解孕妈妈缺铁性贫血，还有利于胎宝宝的视力发育。

猪瘦肉
猪瘦肉富含维生素 B_1、铁、优质蛋白质等，可为孕妈妈补铁，还能促进胎儿的生长发育。

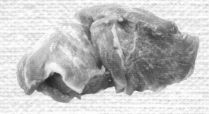

猕猴桃
富含维生素C，能够促进铁的吸收，还能润泽肌肤，提高孕妈妈免疫力。

乌鸡
乌鸡含铁和铜等元素较为丰富，且血清总蛋白、维生素E、维生素A的含量均高于普通肉鸡，中医常用其调理气血。

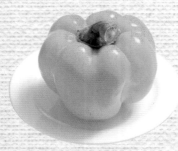

甜椒
甜椒富含维生素C和钾等物质，可以促进铁的吸收，还能增强孕妈妈的免疫力。

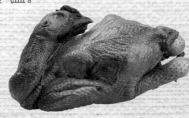

补铁、补叶酸

菠菜鸭血汤

材料 鸭血250克，菠菜150克。
调料 葱末5克，盐3克，香油2克。
做法

1. 将鸭血洗净，切成长4厘米、厚1厘米的块；菠菜去老叶，洗净，焯水，捞出，切长段备用。
2. 锅置火上，倒植物油烧热，放入葱末煸炒出香味，倒入适量清水煮开，放入鸭血煮沸，转中火焖10分钟。
3. 放入菠菜，小火煮1分钟，加入盐，淋香油即可。

功效：菠菜富含叶酸、铁和膳食纤维，鸭血富含铁，二者搭配食用，有利于缺铁性贫血的孕妈妈补铁。

肉末炒豇豆

材料 豇豆150克，猪瘦肉75克。
调料 葱花、蒜末各5克，盐2克。
做法

1. 豇豆择洗干净，切段；猪瘦肉洗净，剁成肉末。
2. 炒锅置火上烧热，倒入植物油，炒香葱花煸至变色，下入肉末翻炒至变色，加入豇豆段翻炒均匀，淋入少许清水，烧至豇豆段熟透，加入盐和蒜末，稍炒即可。

功效：猪瘦肉富含蛋白质、铁，豇豆富含维生素C和B族维生素，二者搭配可以提高铁的吸收，预防贫血，还能促进胎儿的生长发育。

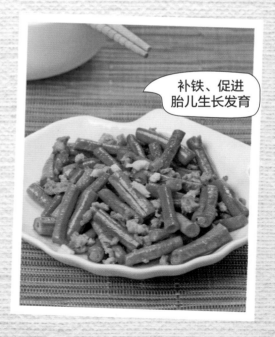

补铁、促进
胎儿生长发育

便秘

好遗憾呀

孕期便秘
引起了痔疮

宝妈：我大概怀孕 20 周的时候第一次便秘，一开始也没在意，直到后来排便越来越困难，有时候排便太困难就用开塞露，这样断断续续到 30 周的时候发生了痔疮，疼痛难忍。后来，医生给开了聚乙二醇。如果我一开始就重视就不会因此遗憾了。

不留遗憾

孕期经常便秘
要预防痔疮

李大夫：孕妇比平时更容易发生便秘，而便秘非常容易引起痔疮。应该从孕期一开始就有意识预防便秘，多喝水、多吃青菜和粗粮，每天保证一定量的运动，并放松心情。便秘不严重时，最好饮食调节和运动配合，稍微严重时可在医生指导下小剂量使用开塞露。一旦发生痔疮，饮食调节的同时，还可以在医嘱下口服迈之灵片。

好遗憾呀

孕期便秘
一直持续到产后

宝妈：我是高龄怀孕，不知道是不是跟年龄有关，我从怀孕以后就基本被便秘困扰，倒是没有发展到很严重的程度，也没有使用开塞露。可能是运动的少吧，都说香蕉、酸奶可以通便，我也没少吃，可没有明显效果。最严重的是月子里有一次上厕所用了 40 多分钟才排出来，真是太痛苦了。

不留遗憾

孕期便秘的调理
也适用产后便秘

李大夫：孕期便秘一定要加以调理，增加膳食纤维，多吃蔬菜、水果、谷物杂豆。产后新妈妈因为卧床时间多，缺乏运动，加上有的人月子里蔬菜水果吃得少，肠蠕动减少，容易便秘。建议产后不要拒绝水果和蔬菜，实在担心也可以水煮后食用，而且产后要尽早下床活动。

孕期便秘不是小事儿

为什么十个孕妇九个便秘

很多孕妈妈都遭遇过便秘的烦恼。这是因为孕激素使胃酸分泌减少；胃肠道的肌肉张力和蠕动能力减弱，食物在肠内停留的时间变长；日渐增大的子宫压迫直肠，使孕妈妈腹壁肌肉变得软弱、腹压减小；如果再加上喝水少、吃蔬果少、运动少，就更容易便秘了。

孕期便秘有什么严重后果

怀孕后，以孕晚期发生便秘的可能性最高。如果从孕早中期就有便秘，那么一般到晚期还会加重。便秘严重者可导致肠梗阻，并发早产，危及母婴安危。有的准妈妈分娩时堆积在肠管中的粪便妨碍胎儿下降，导致产程延长，甚至难产。

如何预防孕期便秘

1 养成每天定时排便的好习惯，即使没有便意也要去排便，排便时不要看书看报，要集中注意力。

2 经常活动下肢，避免久坐。散步就是预防便秘的好方法，不妨每天坚持散步 1 小时。

必要时药物治疗

孕妈妈的便秘首先需要通过饮食调理。如果在饮食调理效果不明显的情况下，可以考虑服用植物膳食纤维试试。再退一步也可以遵医嘱使用相关药物，比如乳果糖，副作用小。润滑类泻药如开塞露要谨慎使用，特殊情况下可在医生指导下小剂量使用，但不能擅自使用，以免增加流产和早产风险。孕妈妈禁用含麝香的中药栓剂及乳膏。

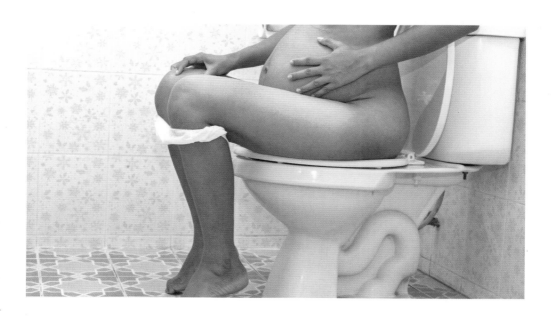

增加膳食纤维，摆脱便秘烦恼

膳食纤维促进肠道蠕动，帮助排便

孕妈妈可在饮食中适量增加富含膳食纤维的食物，能促进肠道蠕动、保护肠道健康、预防便秘，还能帮助孕妈妈控制体重，预防龋齿、妊娠糖尿病。

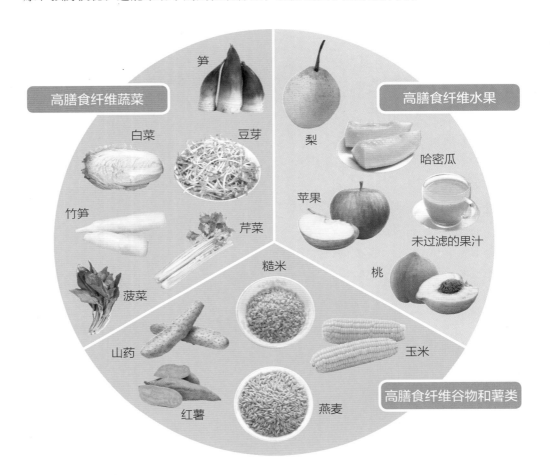

增加 B 族维生素供给，提升肠动力

B 族维生素能够促进肠道蠕动，有利于食物的消化。体内一旦缺乏 B 族维生素，会导致胃肠蠕动无力、消化液分泌不良，进而造成消化不良、便秘、口臭等问题。B 族维生素广泛存在于全谷物、米糠、麸皮、酵母、动物肝脏、瘦肉、豆类及豆制品中。

多喝水可改善便秘

水能润滑肠道，还能软化粪便，促进排便。因此发生便秘时，一定要注意多喝水。便秘期间喝水要大口大口喝，吞咽动作快一些，这样水能够尽快到达结肠，刺激肠蠕动，促进排便。

少吃精细和辛辣食物

精制面粉、精制米以及加工得很细的食物，往往会缺少膳食纤维，从而不利于促进肠道蠕动。辣椒、胡椒、姜、蒜等辛辣食物不宜多吃，否则会使胃肠燥热内积，反而加重便秘。

改善便秘的波浪运动

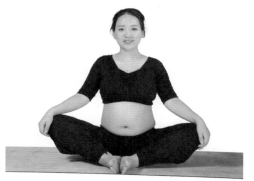

1. 孕妈妈坐在瑜伽垫上，双脚脚心相对，脚跟向会阴靠近，双手分别放在膝盖上。

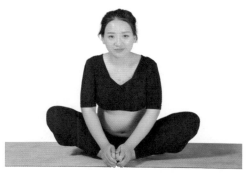

2. 身体下压，同时双手慢慢从膝盖处顺按到脚尖部位，保持2～3秒，做一次深呼吸。

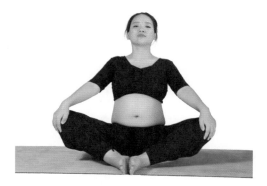

3. 双手慢慢从脚尖回按到膝盖部位，同时上半身慢慢向后仰，至双手不离膝盖的最大程度。

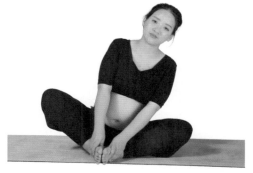

4. 慢慢回复到坐姿，休息2～3秒后，然后使身体重心分别左右移动。
做完此动作，回复坐姿，休息2～3秒后，重复上述动作5～8次。

重点推荐食物

燕麦

燕麦含有可溶性膳食纤维 β – 葡聚糖，能吸水膨胀，能在肠道内发酵，促进有益菌生长和增殖。

白菜

白菜富含膳食纤维，可增强肠胃蠕动，减少粪便在体内的存留时间，促进排泄。

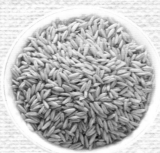

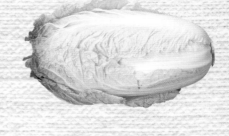

核桃

核桃中所含的油脂有助于润滑肠道，缓解便秘。

芹菜

富含膳食纤维，可以提高肠动力，改善便秘。

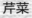

红薯

红薯富含膳食纤维，可润肠通便、清肠排毒。红薯中的膳食纤维还有改善肠道菌群的作用，可使有益菌群活化、繁殖。

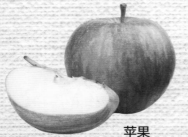

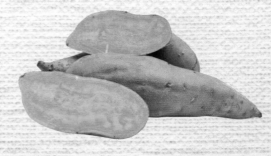

苹果

苹果含丰富的膳食纤维，可以起到润肠通便的作用。

润肠排毒

木耳炒白菜

材料 白菜 250 克，干木耳 15 克。

调料 盐 2 克，白糖 5 克，酱油 5 克，水淀粉 15 克。

做法

1. 白菜洗净，切片；木耳用水发好，洗净，撕成小朵。

2. 锅内倒油烧至六成热，放入白菜片煸炒至发蔫，放入木耳煸炒。

3. 调入酱油和白糖，翻炒至熟，放入盐略炒，水淀粉勾芡即可。

功效：白菜中含膳食纤维，木耳中含胶质，两者搭配能帮助肠道内的毒素快速排出体外。

西芹百合

材料 西芹 250 克，鲜百合 50 克。

调料 蒜末 5 克，盐 2 克，香油少许。

做法

1. 西芹择去叶，洗净，切段；鲜百合洗净，掰瓣；将西芹段和百合分别焯烫一下捞出。

2. 油锅烧热，下蒜末爆香，倒入芹菜段和百合炒熟，加盐，淋上香油即可。

功效：芹菜富含膳食纤维，可以通便，还能辅助降压；百合可以清心明目、润肺、镇静安眠，孕妈妈食用可以缓解便秘、稳定情绪。

注：西芹含钠较多，烹制时，盐要少放。

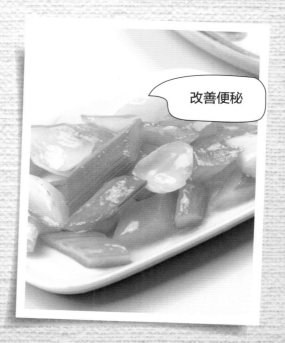

改善便秘

腿抽筋

不该留下
遗憾的事儿

好遗憾呀

孕晚期没补钙
出现腿抽筋

宝妈：我在孕晚期的时候经常夜里腿抽筋。早期和中期的时候喝过一段时间的加钙孕妇奶粉，还吃过两瓶钙片，后来就停了，因为听说孕晚期补钙太多胎盘老化。不过我孕晚期出现了腿抽筋，不知是不是不重视补钙造成的，我挺遗憾的。

不留遗憾

孕晚期也要
保证钙充足

李大夫：孕晚期需要大量的钙，如果饮食补不够又没有通过钙剂补充，极有可能因为缺钙引起腿抽筋。当然，任何一种营养素都不能过量，补钙过量会导致胎儿骨骼太硬，不利于分娩。正确的做法是根据饮食中的钙摄入量，咨询医生或营养师，制订适合自己的补钙方案。

好遗憾呀

一直坚持补钙
还出现了腿抽筋

宝妈：我从怀孕八个月的时候夜里腿抽筋疼醒过两次，其实钙片一直在吃，每天至少喝300毫升纯牛奶，怎么不管用呢？我对此感到疑惑，并遗憾不已。

不留遗憾

疲劳也会
导致腿抽筋

李大夫：引发腿抽筋的原因挺多的，不要误以为一定是缺钙引起的，还有睡眠姿势不正确、长时间仰卧、走得太多或者站得太久等，都可能引发腿部肌肉负担加大。所以孕妈妈要根据自己的实际情况加以调节，如果是上述原因导致了腿抽筋，那么睡觉的时候尽量保持侧卧，不要久站久坐，适当活动等，有意识地加以改进。

孕期腿抽筋不一定是缺钙

腿抽筋是怎么回事

　　腿抽筋是孕中晚期常见的一种不适症状。一般来说，引起腿抽筋的原因通常有这样几个。

1 孕期对钙的需求量增加，尤其是孕中期和孕晚期，如果饮食中的钙摄入不足，很容易引起小腿抽筋。

2 由于孕妈妈的体重不断增加，导致双腿的负担也慢慢增加；如果经常久坐、久站或者运动量过大，腿部的肌肉经常处于疲劳的状态，引起腿抽筋。

3 睡眠过程中，睡眠时间过长，导致血液循环变慢也可能引发腿抽筋。

4 腿部受寒。

　　如果腿抽筋发作比较频繁，应去医院就医，查明病因，并及早治疗。

改善腿抽筋的几个办法

1 注意腿部保暖，不要直接让小腿吹风或冷气。

2 常按摩抽筋的脚部肌肉，促进腿部血液循环。

3 经常泡脚，最好用桶，水量没到小腿肚，可以改善血液循环，但要注意水温不宜太高，控制在 35℃左右，感觉舒适为宜。

4 适量运动，避免过量运动以免腿部疲劳。

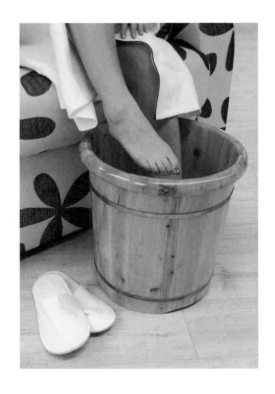

预防静脉曲张

　　孕晚期还有一些孕妈妈容易出现静脉曲张，这是因为子宫增大，下肢活动受限，腿部静脉血回流受阻等导致的，表现为下肢疼痛，感到沉重。预防静脉曲张，可以按摩下肢肌群，抬高下肢，加强下肢力量和拉伸的练习。也可以练练小腿蹬伸的活动：在平地上，绷紧脚尖和勾脚尖交替练习。

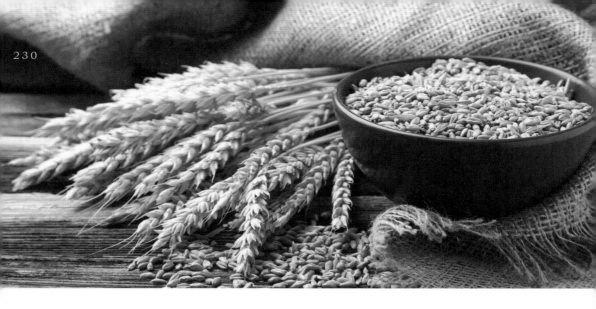

预防腿抽筋的饮食妙招

多吃高钙食物预防腿抽筋

整个孕期，尤其是孕晚期，胎宝宝的骨骼发育需要大量钙，如果饮食补充不足，那么孕妈妈会优先为胎宝宝补钙，造成孕妈妈缺钙，出现腿抽筋等症状。如果孕妈妈严重缺钙，也会导致胎宝宝

多晒太阳补维生素 D

维生素 D 能促进人体对钙质的吸收，避免因为缺钙出现腿抽筋。平常要注意吃些海鱼、动物肝脏、蛋黄、瘦肉、奶制品等。除了通过食物来补充维生素之外，更应该通过晒太阳的方式补充维生素 D，以达到促进钙吸收的目的。

钙质不足，并引发一系列病症。孕妈妈的膳食要选含钙高而又有益于营养平衡的新鲜食品，如牛奶及奶制品、紫菜、豆类及豆制品、香菇等。

维持电解质平衡

孕妈妈体内如果液体和电解质大量丢失，代谢物堆积，肌肉局部的血液循环不好，也容易发生腿抽筋的现象。所以要及时补充液体，帮助身体保持充足的钠、钾、镁、钙等矿物质和水分。建议食用富含钾、镁的食物有香蕉、紫菜、海带、油菜、土豆、谷类等。

不要过量吃肉

肉类富含蛋白质，如果摄入过多会影响碳水化合物的代谢，导致酸性代谢产物堆积，从而引起电解质紊乱，诱发腿抽筋，因此不要贪食肉类。

重点推荐食物

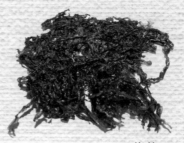

牛奶
牛奶是人体钙的最佳来源，而且钙磷比例非常适当，利于人体吸收，能够帮助补充身体所需要的钙元素。

紫菜
紫菜富含钙、镁等多种矿物质，经常食用能预防腿抽筋。

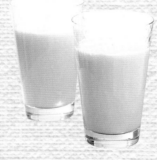

洋葱
洋葱含有钙、磷、钾、镁等，有助于缓解腿抽筋，还含有硫化物，能提高孕妈妈的免疫力。

豆腐
豆腐富含钙、镁、大豆异黄酮等成分，能有效补钙，还能帮孕妈妈抵抗自由基，延缓衰老。

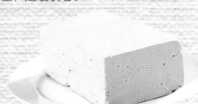

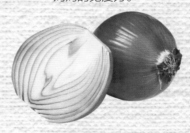

苹果
苹果含有多种营养物质，如铜、碘、锰、锌、钾等矿物质，有利于维持体内的电解质平衡。

土豆
土豆富含钾、维生素C，有减缓肌肉痉挛、小腿抽筋的作用。

补钙、改善
腿抽筋

奶酪土豆泥

材料 土豆200克，奶酪20克，牛奶150克。

调料 黑胡椒碎、花椒、鸡汤、盐各适量。

做法

1. 土豆洗净，去皮，蒸至烂熟，碾压成泥，放入小碗中；把奶酪、牛奶加入土豆泥中不断搅拌均匀。

2. 另取锅烧开鸡汤，放入黑胡椒碎和花椒，煮透后加盐调味，去除花椒。

3. 将调配好的鸡汤倒入土豆泥中搅匀，根据口味决定稀稠即可。

功效：奶酪富含钙，土豆富含钾、膳食纤维等，有补钙效果，还有助于维持体内的电解质平衡。

香椿拌豆腐

材料 香椿100克，豆腐300克。

调料 盐3克，香油少许。

做法

1. 香椿择洗干净；豆腐洗净，切成丁。

2. 锅置火上，倒入清水烧沸，将香椿焯一下捞出，控净水，切碎。

3. 将豆腐、香椿和盐、香油拌匀即可。

功效：豆腐富含蛋白质、钙等，与香椿搭配，可健脾开胃，增加食欲，帮助身体补钙，强健骨骼。

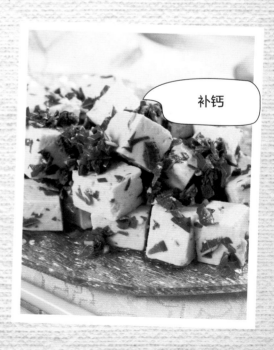

补钙

肉片炒洋葱

材料 瘦猪肉 50 克，洋葱 200 克。

调料 水淀粉 8 克，盐 2 克。

做法

1. 猪肉洗净，切片，放入碗中，加水淀粉上浆。

2. 洋葱洗净，剥去外皮，切片。

3. 锅置火上，倒油烧热，放入猪肉滑散，放入洋葱片翻炒至熟，加盐调味即可。

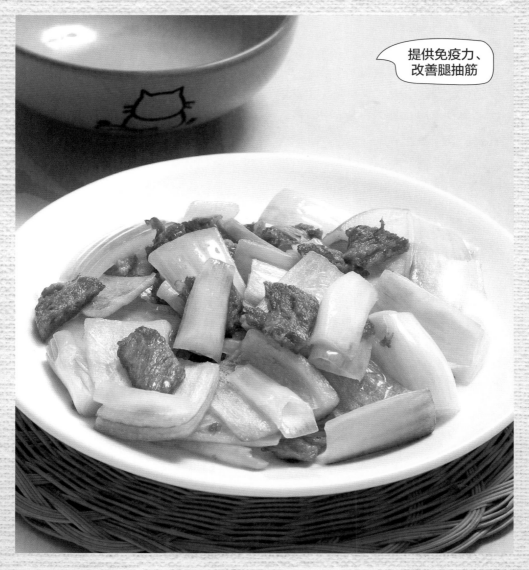

提供免疫力、改善腿抽筋

妊娠甲减

不该留下
遗憾的事儿

没有做
甲状腺检查

好遗憾呀

宝妈：我备孕时没做甲状腺检查，当时医生让做这个检查的时候我还感觉挺奇怪的。我在孕期确实碰上了一位查出有甲状腺问题的孕妈，当时真是挺后怕。虽然我没有出现甲状腺问题，但是当时真的应该做这个检查。如果再要二宝，我一定不会因此留下遗憾。

孕 8 周之前
最好做甲状腺检查

不留遗憾

李大夫：妊娠甲状腺疾病对母婴的危害不亚于妊娠高血压、妊娠糖尿病，更可怕的是甲状腺疾病早期没有明显症状，所以即便孕前没有甲状腺疾病，孕期也没有出现甲状腺异常，孕妈也要做甲状腺检查。孕前没做这项检查的孕妈妈，在孕 8 周之前补做此项检查。

担心药物影响
擅自停药

好遗憾呀

宝妈：我在孕中期查出了甲减，医生给开了优甲乐，我很纠结，担心对孩子有不良反应，可是又不敢完全不吃，有时候就自己偷偷停一段时间再吃，自以为可以把不良反应降到最低。老公知道后坚持让我听医生的嘱咐继续吃药，我也感觉自己的做法不妥，要因此留下遗憾真会让我后悔一辈子。

治疗甲减需
遵医嘱服用优甲乐

不留遗憾

李大夫：妊娠期临床甲减一旦确诊，要立即开始治疗，尽早达到治疗目标。甲减治疗主要是甲状腺激素替代治疗，首选 L-T$_4$（优甲乐）治疗，补充甲状腺激素，才能消除症状。优甲乐的安全性是经过验证的。此外，孕期要随时监测，根据结果调整药物用量。擅自停药、减少用量等都是非常危险的行为。

妊娠甲减会影响胎儿智力发育

什么是妊娠甲减

孕期由于生理变化和人绒毛促进性腺激素、雌激素等激素水平的变化，孕妈妈的甲状腺功能受到影响，进而引发一系列的甲状腺疾病，包括了临床甲状腺功能减退症（临床甲减）、亚临床甲状腺功能减退症（亚临床甲减）、甲状腺自身抗体（TPOAb）阳性、妊娠期甲状腺功能亢进症等，其中以亚临床甲减的发病率最高。这里重点介绍关于妊娠甲减的问题。

孕期甲减会增加孕妇流产和妊娠期的并发症概率，更重要的是可能会造成胎儿脑发育障碍，导致胎儿智力发育受影响。

妊娠期甲状腺激素的变化：

> 甲状腺球蛋白（TBG）在排卵后第 20 天开始升高，20 ～ 24 周达到高峰，维持到产后数周

> 甲状腺球蛋白 TBG 水平是非妊娠时的 1.5 ～ 2 倍

> 血清总甲状腺素（TT_4）和总三碘甲状腺原氨酸（TT_3）增加

> 血清总甲状腺素（TT_4）水平是非妊娠时的 1.5 ～ 2 倍

甲状腺功能检查怎么做

甲状腺功能检查起来很方便，主要是抽取静脉血化验甲功五项，不需要空腹，不受饮食的影响，干扰因素少，检查结果重点关注促甲状腺激素（TSH）、血清游离甲状腺素（FT_4）。

临床甲减的孕妇妊娠前半期（1 ～ 20 周）每 4 周检测一次甲状腺功能，26 ～ 32 周应当检测一次甲状腺功能指标。

预防甲状腺功能异常这样吃

营养全面均衡

女性妊娠后每天所摄入的食物除了维持自身代谢所需要的营养外，还要保证胎儿的生长发育。胎儿的营养完全由孕妈妈从食物中获取，甲减孕妈妈如果营养补充不及时，长期处于营养不良的状态，胎儿无法获取充足的营养，可能导致发育迟缓、停止发育、胎儿畸形、早产等，所以均衡摄入各种营养是甲减孕妈妈最基本的营养保证。

保证蛋白质的摄入

蛋白质摄入不足时，甲状腺功能有低下趋势；供应足够的蛋白质，能改善甲状腺功能。蛋类、奶类、各类肉类、鱼类等，以及富含植物蛋白质的食物，如各类豆成品、黄豆等，以及各类蔬菜及新鲜水果能保证孕妈妈摄入蛋白质。

少吃高胆固醇食物

高脂、高胆固醇的食物可能会加重甲减，如奶油、动物脑及内脏等。花生、核桃、杏仁、松子以及油炸食物要少吃。

低盐饮食

甲减患者由于黏液性水肿常常手足肿胀、身体发胖，盐分摄入过多会引起水、钠潴留而加重水肿。所以甲减的孕妈妈要清淡饮食，少吃偏咸食物。

碘摄入要适量

碘是合成甲状腺激素的重要原料，对于甲状腺功能的发挥至关重要。如果是因为缺碘引起的甲减，要加强碘摄入，选择碘盐、海带、紫菜、海产品等高碘食物。健康的孕妈妈不用特意低碘饮食，按照膳食指南均衡饮食，每周吃 1 ～ 2 次海鲜基本就满足身体对碘的需求量，千万不要过量。

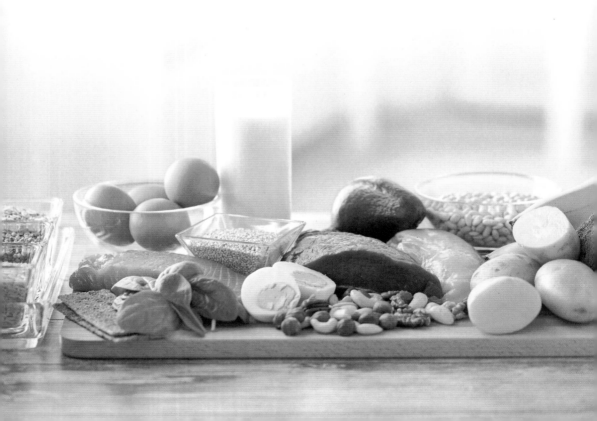

重点推荐食物

虾

富含优质蛋白质、硒，脂肪含量低，是甲减孕妈妈低脂饮食的良好食物来源。而且相对含碘量丰富，可以作为补碘的食物来源。

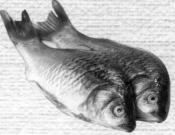

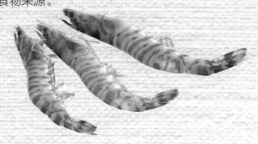

鲫鱼

所含的蛋白质质优、齐全、易于消化吸收，是甲减患者高蛋白质饮食的良好来源，而且还有补气血、促进乳汁分泌的功效。

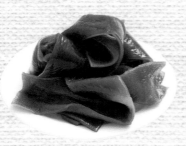

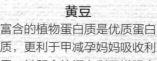

胡萝卜

含有胡萝卜素、维生素 E 以及铁、铜和锌等多种矿物质，有助于提高身体免疫力，对甲减有辅助治疗的效果。

海带

甲减孕妈妈甲状腺激素分泌不足，饮食中需要增加碘的摄入以促进甲状腺分泌，不管是干海带还是鲜海带，含碘量都很高，是甲减孕妈妈良好的补碘来源。

黄豆

富含的植物蛋白质是优质蛋白质，更利于甲减孕妈妈吸收利用，其所含的钙有利于增强心肌收缩、强健骨骼。

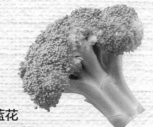

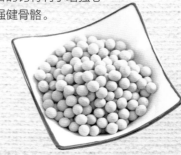

西蓝花

富含胡萝卜素、维生素 C，具有抗氧化作用，可帮助甲减孕妈妈清除自由基；含有的膳食纤维有通便、排毒的作用。

提高
抗氧化能力

蒜蓉西蓝花

材料 西蓝花 400 克。

调料 蒜 3 瓣，盐 3 克。

做法

1. 先将西蓝花放入盐水中浸泡 5 分钟，洗净，掰成小朵；蒜去皮，洗净，切蓉。

2. 锅中水烧开后，放入西蓝花略焯后捞出，浸入凉水中过凉。

3. 热锅放油，待油烧至七成热时，下蒜蓉翻炒出香味，倒入焯好的西蓝花翻炒 1 分钟，加盐出锅即可。

水晶虾仁

材料 虾仁 300 克，蛋清 1 个。

调料 姜末、料酒各 5 克，盐 3 克，水淀粉、淀粉、高汤各适量，香油少许。

做法

1. 虾仁去虾线，洗净，控干，用姜末和料酒腌渍 10 分钟。

2. 蛋清、淀粉加水调成糊，加虾仁拌匀，放入油锅中滑散，变色后捞出。

3. 锅烧热后放高汤、盐烧开，加水淀粉勾芡，倒入虾仁翻炒片刻后，点香油调味即可。

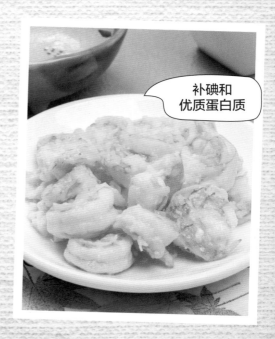

补碘和
优质蛋白质